Einschätzung der Relevanz akademischer Hebammenkompetenzen

Angela Kranz

Einschätzung der Relevanz akademischer Hebammenkompetenzen

Akademische und nicht
akademische Hebammen im
Vergleich – eine Querschnittsstudie

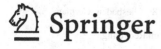 Springer

Angela Kranz
Abteilung Hebammenwissenschaft
Institut für Gesundheitswissenschaften
Universität Tübingen
Tübingen, Deutschland

ISBN 978-3-658-44872-1   ISBN 978-3-658-44873-8   (eBook)
https://doi.org/10.1007/978-3-658-44873-8

Die Deutsche Nationalbibliothek verzeichnet diese Publikation in der Deutschen Nationalbibliografie; detaillierte bibliografische Daten sind im Internet über https://portal.dnb.de abrufbar.

Planung/Lektorat: Renate Scheddin
Springer ist ein Imprint der eingetragenen Gesellschaft Springer Fachmedien Wiesbaden GmbH und ist ein Teil von Springer Nature.
Die Anschrift der Gesellschaft ist: Abraham-Lincoln-Str. 46, 65189 Wiesbaden, Germany

Zusammenfassung

Hintergrund und Ziel: Die Akademisierung des Hebammenberufs verfolgt das Ziel des evidenzbasierten Handelns. Ungeklärt bleibt die Wahrnehmung der Kompetenzvertiefung und -erweiterung der Hebamme vor dem Hintergrund der Akademisierung innerhalb dieser Berufsgruppe, die sich in akademisierte und nicht akademisierte Hebammen gliedert. Das Ziel der Arbeit besteht daher in der Untersuchung der Sichtweisen dieser beiden Gruppen in Bezug auf kompetente Hebammentätigkeit. Außerdem wird das Erhebungsinstrument hinsichtlich der Fragebogenstruktur und der reliablen Erfassung der Kompetenzfacetten einer Hebamme geprüft.

Methodik: Als Teilprojekt der Studie „Gute Hebamme" des Universitätsklinikums Tübingen wurde eine prospektive Querschnittstudie mittels eines Online-Fragebogens durchgeführt (einmaliger Messzeitpunkt). Der bereits bestehende Fragebogen wurde weiterentwickelt sowie einem Pretest unterzogen. Eingeschlossen wurden zugelassene Hebammen oder Hebammen Auszubildende / Studierende (Rekrutierung über schriftliches Anschreiben). Es wurden eine explorative Faktorenanalyse, Item- und Reliabilitätsanalysen sowie t-Tests für unabhängige Stichproben durchgeführt. Das Ethik-Votum wurde am Universitätsklinikum Tübingen eingeholt sowie die Datenschutz-Grundverordnung eingehalten.

Ergebnisse: Die Gesamtstichprobe umfasst $N = 101$. Die Strukturprüfung der Daten extrahiert eine einfaktorielle Lösung. Die interne Konsistenz der Skala ist sehr gut ($\alpha = 0,961$). Die Einschätzungen der akademisierten Hebammen und nicht akademisierten Hebammen unterscheiden sich in Bezug auf die Merkmale kompetenter Hebammentätigkeit nicht signifikant ($t_{df = 15} = 0,56$; $p = 0,55$

für Studierende und Auszubildende Hebammen; $t_{df=82} = -0,83$; $p = 0,41$ für fachschulisch und hochschulisch ausgebildete Hebammen).

Schlussfolgerung: Das Erhebungsinstrument bedarf einer erneuten psychometrischen Prüfung mit einem größeren Stichprobenumfang sowie einer Modifikation einiger Items. Ebenso sollten die Ergebnisse des t-Tests an größeren und gleich großen unabhängigen Stichproben erneut geprüft werden. Dennoch zeigen die Ergebnisse die Einigkeit der Hebammen über die Bedeutsamkeit der Akademisierung ihres Berufsstands, was Grundlage und Ausgangspunkt für weitere Hebammenkompetenzforschung darstellt.

Schlüsselwörter: Akademisierung des Hebammenberufs · Hebammenkompetenz · Psychometrische Prüfung · Mittelwertsunterschiede · (Nicht) akademisierte Hebammen

Abstract

Background and aim: The academization of the midwifery profession pursues the aim of evidence-based practice. What remains unclear is the perception of the deepening and broadening of midwives' competence in the context of academization within this professional group, which is divided into academic and non-academic midwives. The aim is therefore to investigate the perceptions of these two groups in relation to competent midwifery. In addition, the survey instrument is examined regarding the questionnaire structure and the reliable assessment of the competence facets of a midwife.

Methods: As a sub-project of the study "Gute Hebamme" (good midwife) from the university hospital Tübingen, a prospective cross-sectional study was applied using an online questionnaire (single measurement point). The already existing questionnaire was further developed and subjected to a pretest. Admitted midwives or midwife trainees / students were included (recruitment via written letter). An exploratory factor analysis, item and reliability analyses as well as t-tests for independent samples were conducted. The ethics vote was obtained at the university hospital Tübingen and the general data protection regulation was followed.

Results: The total sample consists $N = 101$. Structural testing of the data extracts a single factor solution. The internal consistency of the scale is very good ($\alpha = 0.961$). The assessments of academic midwives and non-academic midwives do not differ significantly from each other regarding the characteristics of competent midwifery ($t_{df = 15} = 0{,}56$; $p = 0{,}55$ for students and trainee midwives; $t_{df = 82} = -0{,}83$; $p = 0{,}41$ for midwives educated academic or non-academic).

Conclusion: The survey instrument requires a new psychometric test with a larger sample size and a modification of several items. Likewise, the results of the t-test should be re-examined on larger and equally large independent samples. Nevertheless, the results show the midwives' agreement on the importance of the academization of their profession, which is the basis and starting point for further midwifery competence research.

Keywords: Academization of the midwifery profession · Midwifery competence · Psychometric testing · Differences in means · (Non-)academic midwives

Inhaltsverzeichnis

Abkürzungsverzeichnis

BSc.	Bachelor of Science
DFG	Deutsche Forschungsgemeinschaft
DGHWi	Deutsche Gesellschaft für Hebammenwissenschaft
DHV	Deutscher Hebammenverband e. V.
DQR	Deutscher Qualifikationsrahmen
DSGVO	Datenschutz-Grundverordnung
EQR	Europäischer Qualifikationsrahmen
EU	Europäische Union
ICM	International Confederation of Midwives
KS-Test	Kolmogorov-Smirnov-Test
KTT	Klassische Testtheorie
Max	Maximum
Min	Minimum
r_{it}	Korrigierte Itemtrennschärfe
SPSS	Statistical Package for the Social Sciences
WHO	World Health Organisation

Einleitung – Die Akademisierung des Hebammenberufs

1

"Good midwifery is a combination of art, science,
experience, and instinct." (Worth, 2009, S. 214)

Bereits seit Jahrtausenden stehen Hebammen Schwangeren, jungen Müttern und ihren Familien durch ihr umfassendes Wissen und Können zur Seite (Deutscher Hebammenverband e. V., DHV, 2022a). In der intensivsten Zeit des Lebens werden diese ganzheitlich und verantwortungsvoll von Hebammen begleitet (DHV, 2022b). Dabei zeichnet sich die Hebammentätigkeit u. a. durch Erfahrung und Intuition aus (Abteilung Hebammenwissenschaft Tübingen, 2021), so auch die Autorin und Hebamme Jennifer Worth (2009). Diese weist bereits auf die Bedeutung von „science" (Deutsch: „Wissenschaft") für den Hebammenberuf hin (Worth, 2009). Denn umfassendes Wissen ist hierfür von hoher Bedeutung. An dieser Stelle setzt die Weiterentwicklung des Hebammenberufs an, die seit Jahrzenten national und international unausweichlich voranschreitet (DHV, 2022b). Die Komplexität der Gesundheitsversorgung steigt stetig durch Aspekte wie die Globalisierung, den demographischen Wandel oder die zunehmende Diversität an. Alle Beteiligten einer lückenlosen Versorgungskette haben sich kompetenzorientiert, interdisziplinär und interprofessionell sowie wissenschaftsgeleitet zu entwickeln. Die Ansprüche der Gesellschaft verändern sich im Sinne der Evidenzbasierung, der Patientenzentrierung, der Bezahlbarkeit und der Verteilungsgerechtigkeit (Hochschulrektorenkonferenz, 2021). Evidenzbasiert bedeutet dabei, dass die besten verfügbaren Informationen auf Basis von hochwertiger Forschung bei Entscheidungen oder Empfehlungen berücksichtigt werden (Wirtz, 2019a). Diesem Wandel müssen die Gesundheitsberufe mit hinreichender Bildung und Qualifizierung von Fachkräften begegnen. In Anbetracht dieser Entwicklungen vollzieht sich die *Akademisierung der Gesundheitsberufe* (Hochschulrektorenkonferenz, 2021). Akademisierung bedeutet, dass die Ausbildungsberufe vollständig oder partiell in den Aufgabenbereich von Hochschulen verlagert werden. Dies dient dabei neben der Anpassung an den zunehmenden Komplexitätsgrad auch der attraktiveren Gestaltung dieser Berufsbilder sowie der besseren Vergütung (Hochschulrektorenkonferenz, 2021). Dabei steht Deutschland allerdings weit hinter der Gruppe der sieben Staaten (Hochschulrektorenkonferenz, 2021). Insbesondere in Bezug auf den Hebammenberuf empfiehlt die World Health Organisation (WHO) und die Europäische Union (EU) schon seit Jahren, den Beruf auf akademisches Niveau anzuheben (DHV, 2022b). Nun kommt auch Deutschland dieser Forderung nach. Die Vorgaben der EU-Berufsanerkennungsrichtlinie 2005/36/EG (European Parliament & Council of European Union, 2005) wird durch Inkrafttreten des Hebammenreformgesetzes zum 01.01.2020 (Bundestag, 2019) und der Verabschiedung der Studien- und Prüfungsordnung für Hebammen (Bundesministerium für Gesundheit, 2020) in Deutschland umgesetzt. Hebammen dürfen zukünftig ausschließlich an Hochschulen ausgebildet werden (Bundestag, 2019). Interessensverbände begrüßen die Akademisierung von Hebammen einstimmig.

Hier lässt sich die Deutsche Gesellschaft für Hebammenwissenschaft e. V. (DGHWi) in ihrer Stellungnahme zur Gesetzesreform der Hebammenausbildung zitieren (Bauer et al., 2019). Dies zeigt beispielhaft, wie hoch die Notwendigkeit und Relevanz der Akademisierung der Hebammen aus Sichtweise von Interessensverbänden ist.

> *„Die DGHWi begrüßt ausdrücklich die vollständige Akademisierung der Hebammenausbildung. Die Betreuung von Schwangeren, Gebärenden und Wöchnerinnen sowie Neugeborenen und Säuglingen (bis zum vollendeten ersten Lebensjahr) durch Hebammen erfordert heute ein wissenschaftlich basiertes, reflektiertes Handeln."* (Bauer et al., 2019, S. 2)

Die Notwendigkeit der Akademisierung des Hebammenberufs lässt sich durch vielerlei Argumente begründen. Im klinischen Bereich gibt es einen Hebammenmangel, welcher u. a. durch ungünstige Arbeitszeiten und schlechter Vergütung bedingt ist. Aufgrund der selbstständigen und unabhängigen Arbeit von Hebammen sind umfassende Kenntnisse und aktuelle wissenschaftliche Erkenntnisse notwendig (Kühnert, 2019). Eine Veränderung des Aufgabenfelds von Hebammen ist durch gesellschaftliche, gesundheits- und bildungspolitische sowie strukturelle und demographische Entwicklungen bedingt. Beispielhaft lässt sich hier für Industrieländer das zunehmende Alter der Erstgebärenden anbringen, das Schwangerschaftsrisiken mit sich bringt. Außerdem finden viele ehemals klinische Themen nun im ambulanten Bereich statt (Schönhardt, Plappert, Graf & Abele, 2020). Allerdings bringt diese Akademisierung auch zahlreiche Herausforderungen mit sich. So lässt sich ein Ungleichgewicht in der kleinen Berufsgruppe der Hebammen feststellen. Die Hebammen werden unterschiedliche hochschulische Ausbildungen genießen, da diese sowohl an Universitäten an Medizinischen Fakultäten als auch an Hochschulen in Kooperationsverbünden außerhalb der Medizinischen Fakultät ausgebildet werden dürfen. Außerdem unterscheidet sich die Qualität der akademischen Ausbildung. Diese wird abhängig vom Arbeitsort der Studierenden sein (Schönhardt et al., 2020). Zahlreiche weitere Herausforderungen wie die Unterschiede der Studierenden in der Art ihres Schulabschlusses oder die praktische Ausbildung über nicht akademisierte Fachkräfte über Jahre hinweg ergeben sich. Um diesen und zahlreichen weiteren Herausforderungen zu begegnen, welche die Akademisierung des Hebammenberufs mit sich bringt, muss der Fokus insbesondere auf die mit der Akademisierung verknüpfte Kompetenzvertiefung und Kompetenzerweiterung des Berufsbildes der Hebamme liegen (Schönhardt et al., 2020). Durch den Einzug der Evidenzbasierung in den Beruf der Hebammen wird in Zukunft neben klinischen und außerklinischen Tätigkeiten im Bereich der Geburtshilfe, ebenfalls Tätigkeiten in der Lehre, Forschung, Case Management und Verwaltung für Hebammen möglich sein (Schönhardt et al., 2020). Vor diesem Hintergrund stellt sich die Frage, wie die mit der Akademisierung verknüpfte Kompetenzvertiefung und Kompetenzerweiterung des Berufsbilds der Hebamme innerhalb als auch außerhalb dieser Berufsgruppe wahrgenommen wird. Denn es geht nicht mehr um die Frage nach dem *ob* der Akademisierung des Hebammenberufs, sondern vielmehr um das *wie* (Bovermann, 2020). Es gilt dabei zu verhindern, bestehende Formate der beruflichen Bildung unreflektiert weiterzuführen. Vielmehr geht es darum, bestehende Strukturen aufzubrechen und zeitgemäß anzupassen (Graf, Simoes & Blaschke, 2020). Daher sollen zwei für die Akademisierung entscheidende Gruppen in der vorliegenden Arbeit in den Fokus gerückt werden: Die akademisierten und nicht akademisierten Hebammen.

Der Forschungsgegenstand besteht aufgrund dessen darin, die Merkmale kompetenter Hebammentätigkeit aus Sichtweise von akademisierten und nicht akademisierten Hebammen im Vergleich anhand einer prospektiven Querschnittstudie mittels eines Online-Fragebogens zu erfassen. Das Ziel der Arbeit besteht in der Untersuchung der Sichtweisen dieser beiden Gruppen in Bezug auf kompetente Hebammentätigkeit (t-Test für unabhängige Stichproben). Außerdem wird das Erhebungsinstrument hinsichtlich der Fragebogenstruktur (exploratorische Faktorenanalyse) und der reliablen Erfassung der Kompetenzfacetten einer Hebamme (Reliabilitätsanalyse) geprüft. Bevor dies näher beleuchtet und begründet wird, werden zunächst die theoretischen Hintergründe aufgezeigt, die wesentlich für die vorliegende Arbeit sind. Im Anschluss daran wird der aktuelle Stand der Forschung skizziert, um so auf Forschungslücken aufmerksam zu machen und Anknüpfungspunkte der Arbeit zu verdeutlichen. Schließlich werden der Forschungsgegenstand, die Zielsetzung und die Hypothesen der Arbeit dargelegt. Es folgen die Erläuterung und Begründung des methodischen Vorgehens sowie die Darstellung der Ergebnisse. Die erlangten Resultate werden in den aktuellen Forschungsstand eingebettet und diskutiert. Im Anschluss werden schließlich Implikationen für die Praxis und weitere Forschung gezogen. Auch die Limitationen der Arbeit werden aufgezeigt, um so ein Fazit und einen Ausblick zu ermöglichen.

Theoretischer Hintergrund 2

Um die theoretische Grundlage der Arbeit, die Akademisierung des Hebammenberufs, zu verdeutlichen, wird zunächst der Bologna-Prozess und dessen Bedeutung für die Unterschiede der akademisierten und nicht akademisierten Hebammen aufgezeigt. Anschließend wird der Kompetenzbegriff erläutert und dessen Verständnis im Rahmen der Arbeit ausgearbeitet. So wird im Anschluss die Bedeutung von Kompetenzmodellen dargelegt, um die für die Arbeit zentralen Schlüsselkompetenzen des Bachelorstudiengangs Hebammenwissenschaft in Tübingen[1] aufzuzeigen. Anschließend werden die Herausforderungen bei den Einschätzungen von Kompetenzen fokussiert.

2.1 Der Bologna-Prozess als Grundlage der Akademisierung der Hebammen

Im Rahmen des Bologna-Prozesses zielt der in Deutschland entwickelte Deutsche Qualifikationsrahmen (DQR) darauf ab, dass das deutsche Bildungssystem transparenter gemacht wird. Im DQR werden den Qualifikationen der verschiedenen Bildungsbereiche acht Niveaus zugeordnet. Diese Niveaus werden durch *Lernergebnisse* beschrieben (Deutscher Qualifikationsrahmen, DQR, 2013). Dabei definiert der DQR Lernergebnisse wie folgt: *„Lernergebnisse (learning outcomes) bezeichnen das, was Lernende wissen, verstehen und in der Lage sind zu tun, nachdem sie einen Lernprozess abgeschlossen haben"* (DQR, 2013, S. 9).

---

[1] Der Studiengang Hebammenwissenschaft wird von der Eberhards-Karls-Universität Tübingen in Kooperation mit dem Universitätsklinikum Tübingen angeboten. Aufgrund der besseren Lesbarkeit wird im Folgenden auf den Studiengang „in Tübingen" verwiesen.

© Der/die Autor(en), exklusiv lizenziert an Springer Fachmedien Wiesbaden GmbH, ein Teil von Springer Nature 2024
A. Kranz, *Einschätzung der Relevanz akademischer Hebammenkompetenzen*, https://doi.org/10.1007/978-3-658-44873-8_2

Qualifikationen sollen durch den DQR, welcher am Europäischen Qualifikationsrahmen (EQR) angelehnt ist, in Europa und in Deutschland vergleichbar werden. Der Qualifikationsrahmen soll eine systematische Beschreibung der Qualifikation sein, über welche Absolventen und Absolventinnen mit einem erworbenen Abschluss verfügen sollen (DQR, 2013). Kompetenzen[2] werden im DQR als allgemeine Handlungsfähigkeit beschrieben, aus denen Handlungspotenziale ermittelt und entwickelt werden können. Dabei wird zwischen der Fachkompetenz (Wissen und Fertigkeiten) und der personalen Kompetenz (Sozialkompetenz und Selbstständigkeit) unterschieden (DQR, 2013). Bezugnehmend auf den DQR unterscheiden sich die fachschulische und hochschulische Ausbildung von Hebammen.

2.1.1 Unterschiede der akademisierten und nicht akademisierten Hebammen

Mit einer abgeschlossenen dreijährigen berufsschulischen Ausbildung wird die Niveaustufe vier des DQRs erreicht. Absolventen und Absolventinnen mit Bachelorabschluss dagegen befinden sich auf Niveaustufe sechs. Die Anforderungsstruktur des jeweiligen Niveaus wird im DQR beschrieben. Im Folgenden werden die Definitionen der Niveaustufen vier und sechs dargelegt (DQR, 2013), um hier bereits die ersten Unterschiede der fachschulischen und hochschulischen Ausbildung von Hebammen deutlich zu machen.

> Niveau 4: *„Über Kompetenzen zur selbstständigen Planung und Bearbeitung fachlicher Aufgabenstellungen in einem umfassenden, sich verändernden Lernbereich oder beruflichen Tätigkeit verfügen."* (DQR, 2013, S. 18)

> Niveau 6: *„Über Kompetenzen zur Planung, Bearbeitung und Auswertung von umfassenden fachlichen Aufgaben- und Problemstellungen sowie zur eigenverantwortlichen Steuerung von Prozessen in Teilbereichen eines wissenschaftlichen Faches oder in einem beruflichen Tätigkeitsfeld verfügen. Die Anforderungsstruktur ist durch Komplexität und häufige Veränderungen gekennzeichnet."* (DQR, 2013, S. 20)

Das Gefüge der Niveaustufen zeigt, dass es insbesondere darum geht, mit der Komplexität von unvorhersehbaren Veränderungen umzugehen. Ebenfalls ist der Grad des selbstständigen Agierens in einem beruflichen Tätigkeitsfeld oder einem

---

[2] Die Definition sowie das Verständnis des Kompetenzbegriffs in der vorliegenden Arbeit erfolgt in Abschnitt 2.2 Der Kompetenzbegriff.

Tabelle 2.1 Unterschiede in der fachschulischen und hochschulischen Ausbildung von Hebammen

	Fachschulische Ausbildung	Hochschulische Ausbildung
Zugrundeliegendes Gesetz	• Hebammengesetz von 1985 (Bundestag, 1985).	• Neues Hebammengesetz seit 2020 (Bundestag, 2019). • EU-Richtlinie 2005/36/EG (European Parliament & Council of European Union, 2005).
Notwendige Schulbildung bei Zulassung	• 10-jährige allgemeine Schulbildung (DHV, 2020).	• 12-jährige allgemeinbildende Schule (Abitur oder Fachhochschulreife / Fachabitur) oder 10-jährige allgemeine Schulbildung, Berufsabschluss und mehrjährige Berufserfahrung (DHV, 2021).
Dauer der Ausbildung / des Studiums	• 3 Jahre (DHV, 2020).	• Auf Bachelorebene mindestens 3,5 Jahre (DHV, 2020).
Abschluss	• Berufszulassung als Hebamme (DHV, 2020).	• Berufszulassung als Hebamme und akademischer Grad Bachelor of Science (BSc.) (DHV, 2021).

(Fortsetzung)

Tabelle 2.1 (Fortsetzung)

	Fachschulische Ausbildung	Hochschulische Ausbildung
Europäische Anerkennung	• Entspricht nicht mehr dem europäischen Mindeststandard, automatische Anerkennung im europäischen Ausland ist nicht automatisch gewährleistet (DHV, 2020). • Fachschulisch ausgebildete Hebammen sind durch die EU-Richtlinie 2005/36/EG automatisch anerkannt, wenn die Ausbildung vor dem 18.01.2016 begonnen wurde (European Parliament & Council of European Union, 2005).	• EU-Richtlinie 2005/36/EG sichert die automatische Anerkennung von hochschulischen Hebammen innerhalb von EU-Ländern (European Parliament & Council of European Union, 2005).
Theoretische Inhalte	• Ausbildungsinhalte aufgrund veralteter Gesetze nicht auf dem aktuellen Stand und geringer Anteil an Theorie (DHV, 2020).	• Fokus auf der Vermittlung von wissenschaftlichen Erkenntnissen aus dem Bereich Hebammenwissenschaft und Bezugswissenschaft sowie der Vermittlung von wissenschaftlicher Methodenkompetenz (DHV, 2018).
Stundenanzahl Theorie	• 1.600 Stunden Theorie (DHV, 2020).	• 2.200 Stunden Theorie (DHV, 2021).
Praktische Inhalte	• Praxisstunden sind sehr umfangreich, allerdings gibt es an den meisten Schulen keine geregelten Praxisanleitungen aufgrund fehlender gesetzlicher Regelungen (DHV, 2020).	• Durch duale, praxisorientierte Studiengänge ist die Vermittlung der Praxisinhalte ausreichend gewährleistet (DHV, 2018).
Stundenanzahl Praxis	• 3.000 Stunden Praxis (DHV, 2020).	• 2.200 Stunden Praxis (DHV, 2021).

(Fortsetzung)

Tabelle 2.1 (Fortsetzung)

	Fachschulische Ausbildung	Hochschulische Ausbildung
Lohn		• In Zukunft werden Hebammen mit Bachelorabschluss bessere Verdienstmöglichkeiten haben als Hebammen mit der fachschulischen Ausbildung (DHV, 2020).
Berufschancen		• Die Arbeitsmarktchancen werden in den kommenden Jahren für Bachelorabsolventen und Bachelorabsolventinnen besser sein als für Hebammen mit berufsschulischer Ausbildung (DHV, 2020).
Weiterbildungsmöglichkeiten	• Fort- und Weiterbildungen oder Aufnahme eines Bachelorstudiums möglich (DHV, 2018).	• Aufbauende Masterstudiengänge direkt im Anschluss möglich (DHV, 2018), aufbauend auf dem Master Promotion und anschließend Habilitation möglich (Schönhardt et al., 2020).

wissenschaftlichen Fach entscheidend (Schönhardt et al., 2020). Da sich die Aus-
bildungsziele im Zuge der Akademisierung wesentlich erweitert haben (DHV,
2018), erfolgt in Tabelle 2.1 ein stichpunktartiger Überblick über die wesentlichen Unterschiede in der fachschulischen und hochschulischen Ausbildung von
Hebammen.

2.1.1.1 Evidenzbasiertes Handeln als Pflicht für akademisierte Hebammen

Die Verpflichtung zu evidenzbasiertem Handeln besteht seit der Einführung des
neuen Hebammengesetzes für Hebammen (Graf, Weinert, Plappert & Abele,
2021), weshalb dies im Folgenden näher betrachtet wird. Die Evidenzbasierung
ist zentral für das Hebammenstudium (DHV, 2018). Die evidenzbasierte Medizin
bedeutet dabei nach der Cochrane Collaboration, dass die bestverfügbare externe
Evidenz, die aus systematischer Forschung gewonnen wird, mit individueller
klinischer Expertise integriert wird. Für Entscheidungen in der medizinischen
Versorgung von Patientinnen und Patienten sollen dabei die beste externe, wissenschaftliche Evidenz gewissenhaft, ausdrücklich und vernünftig Anwendung
finden (Cochrane Deutschland, 2022). Für die Entwicklung der Hebammenkunde
zu einer evidenzbasierten Wissenschaft sind im Hebammengesetz die entsprechenden Rahmenbedingungen dargelegt. Die zukünftig akademisch ausgebildeten
Hebammen qualifizieren sich dazu, ihr Handeln beständig hinsichtlich der verfügbaren Evidenz zu prüfen. Für die evidenzbasierte Tätigkeit werden Hebammen im
Rahmen ihres Bachelorstudiums vorbereitet (Graf et al., 2021).

2.1.1.2 Qualifizierung zur akademisierten Hebamme

Um deutlich zu machen, wie die derzeitige Akademisierung von Hebammen
unter dem neuem Hebammengesetz vonstatten geht, wird im Folgenden anhand
des Studiengangs Hebammenwissenschaft in Tübingen das aktuelle Konzept zur
Qualifizierung zur Hebamme sowie des Erwerbs eines Bachelor of Science dargelegt. Im Anschluss wird aufgezeigt, wie eine sekundäre Akademisierung für
Hebammen, die eine Berufsausbildung nach dem alten Hebammengesetz absolviert haben, möglich ist. Dies ist für das Verständnis der vorliegenden Arbeit
entscheidend, da hier zwischen primär und sekundär akademisierten Hebammen
in der Ergebnisauswertung unterschieden wird.

Der Bachelorstudiengang Hebammenwissenschaft in Tübingen stellt ein dual-
primärqualifizierender Studiengang nach dem neuen Hebammengesetz dar (Universität Tübingen, 2020). Dabei bedeutet der Begriff *dual*, dass der Studiengang
Kooperationen mit Praxiseinrichtungen aufweist (Universität Tübingen, 2022).

Dagegen liegt *primärqualifizierend* die Bedeutung zugrunde, dass an einer Hochschule die gesamte berufliche Ausbildung absolviert wird (Universität Tübingen, 2022). In dem dual-qualifizierenden Studiengang in Tübingen wird dabei sowohl der akademische Grad Bachelor of Science als auch die Berufszulassung als Hebamme nach erfolgreichem Abschluss verliehen. Die Berufszulassung nach dem i. d. R. 3,5-jährigem Studium befähigt dabei zur praktischen Tätigkeit, während der Bachelor of Science zur Aufnahme eines Masterstudiengangs qualifiziert (Universität Tübingen, 2020). Für Studierende in Tübingen ist der Masterstudiengang Hebammenwissenschaft und Frauengesundheit (Master of Science) konsekutiv (Universität Tübingen, 2021). Hebammen, die dagegen nach dem alten Hebammengesetz und somit fachschulisch zur Hebamme qualifiziert sind, müssen einen anderen Weg gehen, um sowohl die Berufszulassung zur Hebamme als auch einen Bachelorabschluss zu erhalten. Bis zum 31.12.2022 gibt es eine Übergangsfrist, in der Hebammenschulen noch neue Kurse starten können. Bis 2027 müssen alle Schülerinnen und Schüler die Ausbildung zur Hebamme abgeschlossen haben (DHV, 2020). Dabei erfolgt in der fachschulischen Ausbildung zunächst eine i. d. R. 3-jährige Ausbildung, in welcher der Fokus insbesondere auf der praktischen Ausbildung liegt. Absolventen und Absolventinnen der Hebammenschule erhalten eine Berufsurkunde und dürfen als Hebamme in Deutschland praktizieren (DHV, 2020). Insofern Hebammen, die fachschulisch ausgebildet wurden, einen Bachelorabschluss erwerben wollen, so müssen diese einen weiterqualifizierenden Studiengang absolvieren, der zumeist weitere ca. 3 Jahre in Anspruch nimmt. Erst infolgedessen kann ein Masterstudiengang absolviert werden. Auf diese Art und Weise benötigt eine fachschulisch ausgebildete Hebamme insgesamt ca. 6 Jahre, um einen Bachelorabschluss sowie die Zulassung zur Hebamme zu erlangen, während eine Hebamme, welche hochschulisch nach dem neuem Hebammengesetz ausgebildet wird, ca. 3,5 Jahre benötigt (DHV, 2020).

Es wird deutlich, wie sich die akademisierten und nicht akademisierten in ihrer Ausbildung und weiteren Aspekten unterscheiden. Dabei spricht der DQR bereits von *Kompetenzen*. Da der Kompetenzbegriff wesentlich für die vorliegende Arbeit ist, soll dieser nun näher beleuchtet werden.

2.2 Der Kompetenzbegriff

Kompetenz kann als eine Disposition verstanden werden, welche die erfolgreiche Bewältigung von anspruchsvollen Aufgaben oder Leistungsanforderungen determiniert (Wirtz, 2021b). Der Begriff der Kompetenz stellt ein Leistungskonstrukt dar. Dieses berücksichtigt den Handlungsbezug in realen Kontexten.

Die Berücksichtigung der intendierten Anwendungssituation von Kompetenz wird durch die Kontextspezifizität von Kompetenz impliziert (Wirtz, 2021b). Um dies zu verdeutlichen, lässt sich ein Beispiel anbringen. Ein Studium ermöglicht den Erwerb von berufsbezogenen allgemeinen Kompetenzen. Es kann allerdings erst bestimmt werden, ob ein Beruf kompetent ausgeführt wird, wenn die Kenntnisse des Anforderungsprofils der tatsächlich anschließend ausgeführten beruflichen Tätigkeiten entsprechen. Durch das Lernen, also durch Erfahrungen, werden Kompetenzen erworben. Veränderbar sind die Kompetenzen ebenfalls durch Erfahrungen, beispielsweise durch Bildungsprozesse (Wirtz, 2021b). In Abhängigkeit der Inhaltsbereiche variieren die spezifischen Definitionen des Kompetenzbegriffs stark. So lassen sich beispielsweise unterschiedliche Definitionen der beruflichen Kompetenzentwicklung, der emotionalen Kompetenz, der Gesundheitskompetenz und der Lesekompetenz feststellen. Im pädagogischen Diskurs werden Kompetenzen teilweise als Persönlichkeitsdimensionen verstanden (Wirtz, 2021b). Kompetenzen beziehen sich während des lebensbegleitenden Lern- und Entwicklungsprozesses auf fühlende, denkende, wollende und handelnde Individuen (Erpenbeck & Heise, 1999). Ein lebenslanges und selbstgesteuertes Lernen wird durch diese lebensbegleitenden Lern- und Entwicklungsprozesse ermöglicht. Der oder die Lernende agiert selbstverantwortlich in pädagogischen Lernumgebungen. Dieses Verständnis von Kompetenz erfordert allerdings eine Identifikation von bedeutsamen Subdimensionen und differenzierte Zusammenhangsstrukturen, sodass dies empirisch zugänglich wird (Wirtz, 2021b). In der Bildungsforschung wird häufig die Definition von Kompetenz von Weinert (2001) verwendet. Dieser fokussiert kognitive Aspekte der Kompetenz, welche Kenntnisse, Fertigkeiten, Strategien, Routinen und bereichsspezifische Fähigkeiten umfassen. Als notwendige Voraussetzung, nicht als Teilkomponenten des Kompetenzkonstrukts, dienen hierbei affektive[3] und motivationale[4] Aspekte (Wirtz, 2021b). Diese Spezifizierung des Kompetenzbegriffs bringt einige Vorteile mit sich. Eine konzeptuelle Trennung von allgemein kognitiven Leistungskonstrukten und Kompetenz wird ermöglicht, ebenso wie eine bessere dimensionale Operationalisierung. Außerdem können von Bildungsprozessen abgrenzbare Einflussgrößen, wie die Motivation, gut getrennt und unabhängig modelliert werden und eine Anpassung der Kompetenzstrukturen (Definition und Operationalisierung) an den Inhaltsbereich wird ermöglicht (Wirtz, 2021b).

---

[3] Ein affektiver Prozess stellt hierbei im weitesten Sinne eine emotionale Regung dar (Eschenbeck, 2021).

[4] Prozesse, die für das Setzen und Bewerten von Zielen zuständig sind, werden durch den Begriff der Motivation beschrieben (Achtziger, Gollwitzer, Bergius & Schmalt, 2022).

Der Kompetenzbegriff wird in der Literatur in vielfältiger Weise als Marker für berufliche Qualität aufgegriffen (Reiber, 2006). Dieser wird als ein zentrales Leitkonzept der beruflichen Bildung verstanden. Im deutschsprachigen, aber auch im internationalen Raum, existieren viele Definitionen des Kompetenzbegriffs (Sommer, Hepprich & Tegethoff, 2013). Für die vorliegende Befragung und dessen Auswertung wird der Kompetenzbegriff nach Weinert (2002) und Klieme et al. (2003) verwendet. Demnach sind

„[...] *Kompetenzen die bei Individuen verfügbaren oder von ihnen erlernbaren kognitiven Fähigkeiten und Fertigkeiten, bestimmte Probleme zu lösen, sowie die damit verbundenen motivationalen, volitionalen[5] und sozialen Bereitschaften und Fähigkeiten, die Problemlösungen in variablen Situationen erfolgreich und verantwortungsvoll nutzen zu können.*" (Weinert, 2002, S. 27 f. & Klieme et al., 2003, S. 72)

Der Blick auf die Ergebnisse von Bildungsprozessen (sogenannte *Outcomes oder Outputs*) wird seit Ende der 1980er Jahre verstärkt. Sowohl die Lernerfolge von Individuen, die Produktivität von Bildungssystemen als auch die Qualität einzelner Bildungseinrichtungen sollen messbar gemacht werden, um Bildungsprozesse wirksam zu lenken. Der Begriff der Kompetenz geht mit dem Ziel einher, komplexe und realitätsnahe Konstrukte fassbar zu machen. Entsprechend wurden Kompetenzmodelle zur Grundlage von Bildungsstandards (Klieme, Maag Merki & Hartig, 2007).

2.2.1 Kompetenzmodelle

Kompetenzmodelle stellen die Grundlage von Bildungsstandards dar, indem Kompetenzen erfasst und empirische Analysen von Kompetenzen ermöglicht werden (Wirtz, 2021c). Es lassen sich zwei Formen von Kompetenzmodellen unterschieden: Kompetenzniveaumodelle und Kompetenzstrukturmodelle. Ersteres beschäftigt sich mit der Frage, welche spezifischen Anforderungen Personen bewältigen können (Klieme et al., 2007). Diese dienen der Spezifizierung von Fähigkeiten, über welche ein Individuum verfügt. Zur Charakterisierung von Kompetenzausprägungen wird das Schwierigkeitsniveau von Aufgaben, das von einer Person erfolgreich bewältigt werden kann, angewendet (Wirtz, 2021c).

---

[5] Der Begriff der Volition bezieht sich dabei auf das erfolgreiche Streben nach Zielen, die zuvor gesetzt wurden (Achtziger & Gollwitzer, 2021).

Kompetenzstrukturmodelle fokussieren dagegen, wie die Bewältigung von unterschiedlichen Anforderungen zusammenhängen. Die durch Dimensionen beschriebenen interindividuellen Unterschiede der Kompetenzen werden ebenso betrachtet (Klieme et al., 2007). Diese Art von Kompetenzmodell dient der Analyse der dimensionalen Struktur von Kompetenzen oder Kompetenzbereichen. Die Kompetenzstrukturmodelle dienen einerseits der Analyse der Konstruktvalidität, also der theorieorientierten empirischen Analyse eines Kompetenzbereichs. Andererseits können sie Anwendung finden als Basis für eine begründete dimensionale Diagnostik von Kompetenzniveaus (Wirtz, 2021c).

2.2.1.1 Kompetenzmodell und Kompetenzrad Hebammenwissenschaft in Tübingen

Das für die vorliegende Arbeit relevante Kompetenzmodell stammt aus dem Praxiscurriculum des Bachelorstudiengangs Hebammenwissenschaft in Tübingen (Abteilung Hebammenwissenschaft Tübingen, 2021). Dieses Kompetenzmodell (Kompetenzniveaumodell) besteht aus sieben Schlüsselkompetenzen, die eine Hebamme zum Handeln in ihrem Beruf befähigt. Auf Basis von bereits etablierten Forschungsarbeiten werden diese im Praxiscurriculum definiert (Abteilung Hebammenwissenschaft Tübingen, 2021). Der DQR sieht zwar eine Vermittlung von Kompetenzen anhand von vier Subsystemen vor (*„Fachkompetenz"*, *„allgemeine Methodenkompetenz"*, *„Sozialkompetenz"* und *„Selbstkompetenz"*) (DQR, 2013, S. 4 ff.), für die Hebammentätigkeit sind diese allerdings zu übergeordnet und nicht ausreichend. Daher ergänzt und erweitert das Praxiscurriculum der Hebammenwissenschaft in Tübingen diese Subsysteme für die Hebammentätigkeit (Abteilung Hebammenwissenschaft Tübingen, 2021). Um zu verdeutlichen, welche Inhalte den sieben Schlüsselkompetenzen zugrunde liegen, erfolgt in Tabelle 2.2 ein kurzer Überblick der Schlüsselkompetenzen und deren inhaltliche Bedeutungen in stichpunktartiger Form.

Für die Bewertung der Kompetenzentwicklung, das sich an dem beschriebenen Kompetenzmodell des Praxiscurriculums orientiert, findet in Tübingen u. a. das Kompetenzrad Anwendung. Dieses bewertet die Kompetenzentwicklung sowohl aus Selbst-, als auch aus Fremdwahrnehmung (Abteilung Hebammenwissenschaft Tübingen, 2021). Dargestellt ist dies in Abbildung 2.1. Dieses Kompetenzrad ist für die vorliegende Arbeit von besonderer Bedeutung (Abschnitt 5.8.1 Dimensionalitätsprüfung: Faktorenanalyse).

Dieses Kompetenzrad stellt einen Versuch dar, den vielfältigen Herausforderungen bei den Einschätzungen von Kompetenzen gerecht zu werden (Abteilung Hebammenwissenschaft Tübingen, 2021). Diese werden im Folgenden genauer

Tabelle 2.2   Sieben Schlüsselkompetenzen von Hebammen und deren inhaltliche Bedeutung des Praxiscurriculums des Bachelorstudiengangs Hebammenwissenschaft Tübingen (Abteilung Hebammenwissenschaft Tübingen, 2021)

Schlüsselkompetenz	Inhaltliche Bedeutung
Entscheidungs-, Steuerungs- und Handlungs-kompetenz	• Ermittlung von fachlich vertretbaren Handlungsoptionen (Einbezug von geburtshilflichem Regelwissen und reflektiertem Erfahrungswissen sowie der Perspektive der Frau). • Durchführung von Maßnahmen, die der Förderung von physiologischen Prozessen dienen und unter Berücksichtigung von individuellen Ressourcen der Frau und ihrem Umfeld sowie des Gesundheitssystems erfolgen. • Hoher Stellenwert von präventiven Interventionen. • Kooperation mit Ärztinnen und Ärzten und anderen Gesundheitsfachberufen bei Korrekturen von pathologischen Entwicklungen und Behandlung von pathologischen Verläufen. • Prozesse im physiologischen Rahmen halten, was auch bedeuten kann, vermeidbare Interventionen zu unterlassen (Begründung durch evidenzbasierte Medizin).
Reflexions-fähigkeit	• Grundlegende Fähigkeiten einer Hebamme sollten möglichst bereits vor dem Studium vorhanden sein (Geduld, Empathie, Offenheit, Respekt, Toleranz, ethische Reflexion der eigenen Wertevorstellungen und des eigenen Handelns). • Professionelles Berufsverständnis (Weiterentwicklung der Kompetenzen über die gesamte Berufslaufbahn sowie Selbstverantwortung für Lern- und Entwicklungsprozesse). • Während und nach der Handlung kontinuierliche Reflexion (kritisch-reflektierte Handlungskompetenz).

(Fortsetzung)

Tabelle 2.2 (Fortsetzung)

Schlüsselkompetenz	Inhaltliche Bedeutung
Analytisch-diagnostische Begründungs-fähigkeit	• Bewusstsein für begründetes Handeln entwickeln (Evidenzbasierung). • Störungen und regelabweichende Verläufe werden durch diagnostische Fähigkeiten frühzeitig ermittelt und andere Disziplinen hinzugezogen. • Wahrnehmungsfähigkeit auf allen Ebenen unter Einbezug aller Sinne, das zu gezieltem Nicht-Intervenieren befähigt.
Fachkompetenz (geburtshilfliches Wissen)	• Im Kontext der Evidenzbasierung müssen Studien gelesen und verstanden werden. • Fundiertes theoretisches Wissen ist notwendig (medizinische Kenntnisse für die geburtshilfliche Diagnostik, Psychologie, Soziologie, Pädagogik für psychosoziale Kompetenzen sowie Recht und Ethik für Entscheidungsprozesse). • Erfahrungswissen (Berufswissen / praktisches Wissen / Frauenwissen) entsteht im eigenen Handeln und wird über Jahrzehnte hinweg weitergegeben. Eine Form davon stellt das Handwissen dar (taktil-haptische Wahrnehmung und manuelle Fähigkeit in Verbindung mit theoretischem Wissen).
Methoden-kompetenz	• Befähigung zum Handeln, das regelgeleitet, zielorientiert und sachgerecht erfolgt. Dies steht in Bezug zu den anderen Schlüsselkompetenzen. • Fachwissen beschaffen und verwerten sowie das zielorientierte Lösen von Problemen. • Planmäßiges Vorgehen und regelgeleitetes Durchführen von Tätigkeiten im Praxisalltag. • Eine hohe Qualität der Berührung als Teil des Handwissens für Diagnostik und Vertrauensaufbau.

(Fortsetzung)

Tabelle 2.2 (Fortsetzung)

Schlüsselkompetenz	Inhaltliche Bedeutung
Beziehungs-fähigkeit und Kommunikations-kompetenz	• Sozialpsychologische Fähigkeiten der Beziehungsbildung und Verständigung. • Das Ziel der Beziehungsgestaltung und der Kommunikation besteht im Vertrauen aufbauen. • Wechselseitige Offenheit führt zu Zugang zur Frau und der Frau wird ein Zugang zu sich selbst verschafft. Frau und Hebamme werden durch Offenheit und Vertrauen zu einem Team, sodass die Frau die Autonomie erhält. • Stärkende und effektive Kommunikationsfähigkeit, wobei Wahrnehmung und Beobachtung im Fokus stehen. Der Frau wird mit einem professionellen hermeneutischen Fallverstehen und ethischen Kenntnissen begegnet. • Professionelle Ebene des Vertrauensverhältnisses von Frau und Hebamme durch gemeinsame ethische Reflexion der Bedürfnisse der Frau und der Fähigkeit der Hebamme zum Perspektivwechsel. • Persönliche Abgrenzung der Hebamme durch hermeneutisches Fallverstehen.
Intra- und inter-disziplinäre Kooperation und Zuständigkeit	• Ergänzung der Hebammenkompetenz und der ärztlichen Kompetenz, nicht aber Konkurrenz dieser beiden fachlichen Kompetenzen. • Bei pathologischen Entwicklungen besteht die Notwendigkeit der Kooperation von Hebammen mit Gynäkologen und Gynäkologinnen. In der klinischen Tätigkeit überschneiden sich die Tätigkeiten von Hebammen mit anderen Disziplinen. Dafür besteht für eine gemeinsame Bewältigung der Aufgaben die Notwendigkeit die Zuständigkeiten zu kennen, über Wissen (Organisation der Arbeit und Rollenverständnis) der jeweiligen Profession zu verfügen und die Fachsprache derer zu beherrschen sowie derer Diagnosen zu verstehen und entsprechend den Behandlungsplan abzustimmen. Um Prozesse verantwortlich zu steuern, ist es in Notfallsituationen notwendig, diese Zuständigkeiten zu erkennen.

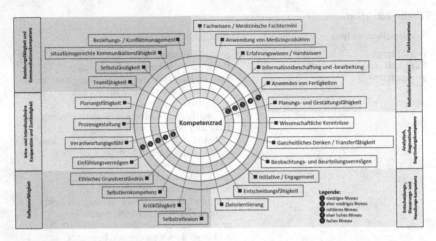

Abbildung 2.1 Kompetenzrad für die Bewertung der Kompetenzentwicklung in der Selbst- und in der Fremdwahrnehmung (Abteilung Hebammenwissenschaft Tübingen, 2021, S. 43)

spezifiziert, da in der vorliegenden Arbeit diesen Herausforderungen im Rahmen der Befragung und Auswertung Rechnung getragen werden muss.

2.2.2 Herausforderungen bei der Einschätzung von Kompetenzen

Kompetenz ist als ein komplexes Konstrukt mit unterschiedlichen Dimensionen zu verstehen (Birkelbach, 2004). So lässt sich einerseits feststellen, dass eine uneinheitliche disziplinübergreifende Verwendung des Begriffs der Kompetenz vorzufinden ist. Andererseits können auch kulturelle Differenzen im Sprachgebrauch zu einer unterschiedlichen Gebrauchsweise des Begriffs der Kompetenz führen (Pehlke-Milde, 2009). Ebenfalls problematisch ist die Trennschärfe der einzelnen Kompetenzen (Butz, Walper, Wangler & Simon, 2017b). Weiter ist die Kompetenz-Performanz-Problematik bereits bekannt. Dabei besteht grundsätzlich das Problem, dass Kompetenzen nicht beobachtet werden können. Dem liegt zugrunde, dass Kompetenzen Dispositionen oder Potenziale von Menschen sind. Beispielsweise beherrscht jemand eine Sprache, möchte aber nicht sprechen. Aus der Beobachtung, dass die Person nicht spricht, lässt sich nicht schlussfolgern, dass diese Person keine Kompetenzen bezüglich dieser Sprache aufweist

(Walzik, o.J). Die Einschätzungen von Kompetenzen sind also im Allgemeinen eine Herausforderung. Kompetenzen kommen nur in Form von tatsächlicher Performanz zum Ausdruck. Sie sind als nicht sichtbare Disposition zu verstehen (Erpenbeck & von Rosensiel, 2007). Kompetenzen können außerdem nicht objektiv gemessen werden. Sowohl die Selbst-, als auch die Fremdeinschätzung von Kompetenzen ist nur schwer beurteilbar (Bergmann, 2007). Die Beurteilung von Kompetenzen hängt stark von individuellen Wahrnehmungen ab. Aufgrund dessen können die Beurteilungen von Kompetenzen voneinander abweichen. Dabei fließen außerdem die unterschiedlichen Bezugsnormen der Beurteilenden ein (Schuler Braunschweig, 2006). Auch die Selbstbeurteilungen von Kompetenzen stehen im Zusammenhang mit der Eigenwahrnehmung und dem Selbstkonzept des Individuums. Wenn also ein Urteil bzw. eine Einschätzung zu den notwendigen Kompetenzen von bspw. Hebammen erfolgt, kann nicht grundsätzlich davon ausgegangen werden, dass andere Beurteilende, welche wiederum eigene Selbstkonzepte und Wahrnehmungen aufweisen, dieselbe Einschätzung geben würden (Schuler Braunschweig, 2006). Die Selbstbeurteilung von Kompetenzen kann allerdings nach bestimmten Kriterien als valide angesehen werden. Diese Kriterien stellen die Anonymität der Angaben, die Befragung nach einzelnen Kompetenzdimensionen sowie nach Verhalten dar. Selbsteinschätzungen von Kompetenzen sind außerdem bei Gruppenauswertungen geeignet. Hierbei können sich individuelle Verzerrungen ausmitteln (Bergmann, 2007). Außerdem ist zu beachten, dass bei der Auswertung eines Fragebogens zur Beurteilung der Kompetenzen der eigenen Berufsgruppe die Tendenz besteht, dass Aussagen eher als positiv bewertet werden (bzw. in diesem Fall als hohe Priorität) und somit die Skala der Beurteilung nicht voll auszuschöpfen. Die Überschätzung der Kompetenzen wirkt selbstwerterhaltend (Schuler Braunschweig, 2006). Diesen Herausforderungen der Einschätzung der Kompetenzen muss nicht nur der DQR gerecht werden (DQR, 2013), vielmehr gilt es auch diesen Herausforderungen in der Kompetenzforschung, wie die vorliegende, zu berücksichtigen.

Aktueller Stand der Forschung 3

Um die Anknüpfungspunkte der vorliegenden Arbeit in Bezug auf den aktuellen Forschungsstand sowie Forschungslücken deutlich zu machen, wird im Folgenden zunächst dargelegt, welche aktuellen Forschungsstände sich in Bezug auf die Hebammenkompetenzforschung international und national abzeichnen. Im Anschluss daran wird der aktuelle Forschungsstand der unterschiedlichen Sichtweisen von akademisierten und nicht akademisierten Hebammen in Bezug auf eine „Gute Hebamme" dargelegt.

3.1 Hebammenkompetenzforschung international und national

Die WHO fokussiert bereits seit Jahrzehnten eine qualifizierte Betreuung bei der Geburt als wesentlichen Bestandteil der Maßnahmen zur Senkung der mütterlichen und perinatalen Morbidität und Mortalität weltweit (World Health Organization, WHO, 2011). Bei einer hohen Qualität der Hebammenausbildung und Hebammenarbeit können über 50 Outcomes verbessert werden. So steigen dadurch u. a. die Stillquoten, die Zahl der physiologischen Geburten und die Zufriedenheit der Mütter bei der Geburtserfahrungen. Dagegen werden bspw. die Interventionen bei der Geburt reduziert (Renfrew, McFadden & Bastos, 2014). Internationale Gesundheitsziele von Müttern und Neugeborenen können nur durch spezifische Hebammenkompetenzen erreicht werden. Die WHO veröffentlicht 2011 ein Toolkit mit neun Modulen zur Stärkung der zentralen Rolle und Funktion der professionellen Hebamme bei der qualitativ hochwertigen Versorgung während Schwangerschaft und Geburt (WHO, 2011). Das vierte Modul befasst

A. Kranz, *Einschätzung der Relevanz akademischer Hebammenkompetenzen*, https://doi.org/10.1007/978-3-658-44873-8_3

sich dabei mit den Kernkompetenzen von Hebammen. Hierbei wird auf das Konzept der International Confederation of Midwives (ICM) (Deutsch: Internationaler
Verband der Hebammen) verwiesen, das die einzelnen Länder als Basis für ihre
Kernkompetenzen der Hebammentätigkeit anwenden und entsprechend modifizie-
ren sollen (WHO, 2011). So fokussiert der ICM die grundlegenden Kompetenzen
für die Hebammentätigkeit. Es werden Mindestanforderungen an Kenntnissen,
Fertigkeiten und professionellem Verhalten festgelegt, die von Personen gefordert
werden, um die Bezeichnung der Hebamme nach ICM-Definition innezuhalten.
In diesem Rahmenmodell werden vier übergeordnete Kategorien (*„1. Allgemeine
Kompetenzen"*, *„2. Spezifische Kompetenzen für die Betreuung vor der Schwangerschaft und die Schwangerschaftsvorsorge"*, *„3. Spezifische Kompetenzen für die
Betreuung während der Wehen und der Geburt"* und *„4. Spezifische Kompetenzen
für die laufende Betreuung von Frauen und Neugeborenen"* (International Confederation of Midwives, ICM, 2019, S. 4) mit allen als wesentlich erachteten
Kompetenzen dargestellt. Jede Kategorie wird beschrieben und ist in mehrere
Kompetenzen gegliedert, welche wiederum durch Indikatoren beschrieben werden (Wissen sowie Fähigkeiten und Verhalten). Diese Kompetenzen stellen das
erwartete Ergebnis der Hebammenausbildung vor der Berufstätigkeit dar (ICM,
2019).

Wird die nationale Ebene betrachtet, so lässt sich beobachten, dass bereits
in vielen Ländern nationale Empfehlungen der notwendigen Kompetenzen einer
Hebamme veröffentlicht sind. Beispielhaft lässt sich das Nursing and Midwi-
fery Board of Australia (Deutsch: Australisches Amt für Krankenpflege und
Hebammenwesen) anbringen, das einen nationalen Kompetenzstandard für Heb-
ammen festlegt. Diese nationalen Kompetenzstandards für Hebammen dienen der
Beurteilung der Leistung von Hebammen, um ihre Zulassung als Hebamme in
Australien zu erhalten sowie aufrechtzuerhalten. Die Standards werden u. a. von
Universitäten verwendet, um Lehrpläne für Hebammen Studierende zu entwi-
ckeln und deren Leistung zu bewerten. Inhaltlich beschreiben die nationalen
Kompetenzstandards für Hebammen im Detail die von Hebammen erwarteten
Fähigkeiten, Kenntnisse und Einstellungen. Insgesamt werden 14 Kernkompe-
tenzen beschrieben (Nursing and Midwifery Board of Australia, 2010). Ein
weiteres Beispiel stellen die in Amerika festgelegten Kernkompetenzen für die
grundlegende Hebammenpraxis dar. Diese werden vom American College of
Nurse-Midwives (Deutsch: Amerikanisches College für Hebammen und Kranken-
schwestern) definiert. Die Kernkompetenzen werden von zertifizierten Hebammen
erwartet und stellen die grundlegenden Anforderungen an Absolventinnen und
Absolventen von akkreditierten Hebammenausbildungsprogrammen dar. Diese
bilden die Grundlage für Praxisrichtlinien und die curriculare Lehre. Es werden

fünf übergeordnete Bereiche beschrieben, die mit zahlreichen untergeordneten Kompetenzen definiert werden (American College of Nurse-Midwives, 2020). Auch im deutschsprachigen Bereich gibt es Bemühungen, die Kompetenzen von Hebammen differenziert zu beschreiben. An dieser Stelle ist das Kompetenzprofil des DHVs anzubringen, welcher die erwähnten grundlegenden Kompetenzen der ICM aufgreift und durch Aspekte der Hebammentätigkeit ergänzt, die in Deutschland umfassender zu beschreiben sind als im internationalen Kontext. Der DHV regt an, dieses Kompetenzmodell „[...] *als Grundlage der primären, hochschulischen Hebammenausbildung in Deutschland zu übernehmen*" (DHV, 2019, S. 4). Einerseits basiert dieses Kompetenzmodell auf der strukturellen Ebene auf dem DQR und auf inhaltlicher Ebene auf dem Kompetenzmodell der ICM. Das Kompetenzmodell des DHVs umfasst fünf Kategorien (*„1. Allgemeine Kompetenzen"*, *„2. Spezifische Kompetenzen in der Betreuung der Schwangerschaft"*, *„3. Spezifische Kompetenzen während dem Geburtsverlauf und der Geburt"*, *„4. Spezifische Kompetenzen während dem Wochenbett und der Säuglingszeit"* und *„5. Spezifische Kompetenzen, die Schwangerschaft, Geburt und das Wochenbett"*) (DHV, 2019, S. 6 ff.). Diese Kategorien sind jeweils in einzelne Kompetenzen gegliedert, welche durch Wissen und Fertigkeiten und personale Kompetenzen erläutert werden (DHV, 2019). Als weiteres wichtiges Dokument ist die Arbeit von Pehlke-Milde (2009) aufzuzeigen, die im Rahmen dessen ein Kompetenzprofil für die Hebammenausbildung in der Schweiz erstellt hat. In diesem Kompetenzprofil sind fünf Domänen (*„Geburtshilfliches Wissen"*, *„Geburtshilfliche Kommunikation"*, *„Geburtshilfliche Entscheidung und Handlung"*, *„Zuständigkeit und Kooperation"*, *„Entwicklung und Organisation"*) (Pehlke-Milde, 2009, S. 145 f.) mit jeweils drei bis sechs dem Handlungsfeld entsprechenden Kompetenzen hinterlegt. Insgesamt lassen sich so 22 Kompetenzen in fünf Domänen aufzeigen, welche die beruflichen Kompetenzanforderungen widerspiegeln (Pehlke-Milde, 2009). Es stellt sich nun die Frage, wie diese Kompetenzen, die umfassend bereits international als auch national beschrieben werden, in das Konzept einer „Guten Hebamme" einfließen. Denn das Konzept einer „Guten Hebamme" stellt einen Versuch dar, sich den Merkmalen kompetenter Hebammentätigkeit zu nähern, was Gegenstand der vorliegenden Arbeit ist.

3.2   Was ist eine „Gute Hebamme"? – Sichtweisen der akademisierten und nicht akademisierten Hebammen

Zahlreiche Debatten und Untersuchungen beziehen sich auf den Begriff der „Guten Hebamme", um die Eigenschaften von Hebammen und die Qualität der Hebammenpraxis zu untersuchen (Borrelli, 2014). Als etablierte Theorie einer „Guten Hebamme" lässt sich das Konzept von Halldorsdottir und Karlsdottir (2011) anbringen. Diese stellen eine Theorie zur Befähigung von Frauen im gebärfähigen Alter vor, in welcher die Professionalität der Hebamme im Mittelpunkt steht. Die Theorie besagt, dass eine professionelle Hebamme sich um die gebärende Frau und ihre Familie kümmert und fachlich kompetent ist. Dabei verfügt die Hebamme über fachliche Weisheit und zwischenmenschliche Kompetenz. Sie ist in der Lage, eine befähigende Kommunikation und eine positive Partnerschaft mit der Frau und ihrer Familie aufzubauen. Die Hebamme entwickelt sich persönlich und beruflich weiter. Diese Theorie sollte laut Autoren stets geprüft werden, da die Vorstellungen einer „Guten Hebamme" sowie das Hebammenwissen sich stetig erweitern und verändern (Halldorsdottir & Karlsdottir, 2011). Die Bedeutung einer „Guten Hebamme" kann sich je nach verschiedenen an der Hebammenbetreuung beteiligten Akteuren verändern. Es besteht keine Einigkeit darüber, wie eine „Gute Hebamme" definiert werden kann bzw. was diese ausmacht (Borrelli, 2014). Die Gruppe der akademisierten Hebammen wird dabei bereits in einigen Untersuchungen nach ihren Einschätzungen im Hinblick auf die Merkmale einer „Gute Hebamme" befragt. Beispielhaft lässt sich hier eine Querschnittstudie aus den Niederlanden anbringen (Feijen-de Jong, Kool, Peters & Jaansen, 2017). Die befragten Hebammen Studierenden geben eine breite Interpretation der Merkmale einer „Guten Hebamme" an. Drei Themen stehen dabei im Vordergrund. Eine „Gute Hebamme" sollte über spezifische persönliche Eigenschaften und organisatorische Kompetenzen verfügen sowie physiologische Reproduktionsprozesse in der Hebammenbetreuung fördern (Feijen-de Jong et al., 2017). Eine weitere Studie in Australien untersucht die Ansichten von Hebammen Studierenden des dritten Studienjahres über eine „Gute Hebamme". Aus der Analyse ergeben sich drei Hauptthemen: Eine qualifizierte Fachkraft, eine fürsorgliche und mitfühlende Person und Leidenschaft sowie Begeisterung für das Hebammenwesen. Die Ansichten der Studierenden gleichen immer mehr, je näher sie dem Abschluss kommen, den Ansichten einer qualifizierten Hebamme (Carolan, 2013). Eine weitere qualitative Fallstudie aus England ermittelt die wesentlichen Kompetenzen einer Hebamme zum Zeitpunkt der

Registrierung. An dieser Studie nehmen nur akademisierte Hebammen aus England teil, die sich entweder im Hebammenstudium befinden oder dieses bereits abgeschlossen haben. Dabei werden die als wesentlich erachteten Kompetenzen das sichere Handeln, die richtige Einstellung und effektive Kommunikation festgelegt. Die Hebamme sollte über ein angemessenes Maß an Selbstständigkeit verfügen, in der Praxis aktuelles Wissen anwenden sowie Selbst- und Berufsbewusstsein erlangen (Butler, Fraser & Murphy, 2006). Auch Untersuchungen, welche die fachschulisch ausgebildeten Hebammen in den Fokus rücken, lassen sich an dieser Stelle erwähnen. So untersucht eine Stakeholderanalyse in Deutschland die Akademisierung der Hebammenausbildung aus Sicht der Berufspraxis (Pflanz, Blättner & Stegmüller, 2013). Hierbei werden u. a. fachschulisch ausgebildete Hebammen zu den erforderlichen Fähigkeiten und Fertigkeiten in der Hebammenarbeit befragt. Aus Sicht der Hebammen benötigt es ein hohes Maß an Fachwissen, gute Menschenkenntnis und die Kompetenz zur professionellen Beziehungsgestaltung. Hebammen sollten in der Lage sein, Grenzen und Zuständigkeiten richtig einzuschätzen und die betreute Frau entsprechend weiterleiten, falls notwendig. Fachkompetenz, als auch theoretisches Wissen sowie praktische Fähigkeiten und Fertigkeiten spielen laut Befragten eine wichtige Rolle. Außerdem wird von den fachschulisch ausgebildeten Hebammen bereits angemerkt, dass eine Methodenkompetenz notwendig ist (Pflanz et al., 2013). Hebammenwissen sollte wissenschaftlich fundiert und aktuell sein. Praxiswissen sowie Arbeiten mit allen Sinnen wird ebenfalls als relevant beschrieben, ebenso Kommunikationsfähigkeit und Teamfähigkeit. Von diesen befragten fachschulisch ausgebildeten Hebammen wird angemerkt, dass die Kompetenzen von Hebammen, mit der Ausnahme des Fachwissens, vielmehr Tugenden als erlernbare Kompetenzen sind. Dies steht laut der Befragung im Widerspruch zu der akademischen Qualifikation einer Hebamme. Erfahrung und Intuition stehen im gewissen Widerspruch zur wissenschaftlichen Sichtweise der Medizin (Pflanz et al., 2013). Diese beispielhaft aufgeführten Studien zeigen bereits, dass es wesentliche Unterschiede und Gemeinsamkeiten der akademisierten und nicht akademisierten Hebammen bei den Auffassungen von Merkmalen kompetenter Hebammentätigkeit gibt. Insbesondere kristallisiert sich heraus, dass die akademisierten Hebammen von erlernbaren Fähigkeiten und Kompetenzen ausgehen (Butler et al., 2006; Carolan, 2013; Feijen-de Jong et al., 2017), während die nicht akademisierten Hebammen vielmehr von Tugenden ausgehen, welche die Hebammentätigkeiten ausmachen (Pflanz et al., 2013).

Forschungsgegenstand, Zielsetzung und Hypothesen

4

Es ist deutlich geworden, dass die Akademisierung eine unaufhaltbare und notwendige Entwicklung des Berufsstands der Hebammen darstellt (Schönhardt et al., 2020). Diese führt dazu, dass sich zwei unterschiedliche Gruppen der Hebammen herauskristallisieren: Die akademisierten und die nicht akademisierten Hebammen. Diese unterscheiden sich in ihrer Ausbildung und auch in weiteren Aspekten fundamental (DHV, 2022a). Die Hebammenkompetenzforschung international (ICM, 2019) als auch national (DHV, 2019) versucht, den erhöhten Anforderungen an das Berufsbild der Hebamme und der damit einhergehenden sich verändernden Berufsausbildung bzw. Studium gerecht zu werden. Dabei herrscht Uneinigkeit darüber, was eine (akademisierte) „Gute Hebamme" ausmacht (Borrelli, 2014), insbesondere die akademisierten und nicht akademisierten Hebammen im Vergleich weisen hierauf unterschiedliche Ansichten auf (Butler et al., 2006; Carolan, 2013; Feijen-de Jong et al., 2017; Pflanz et al., 2013). Allerdings besteht in Bezug auf die Einschätzung kompetenter Hebammentätigkeit der beiden genannten Gruppen insbesondere in Deutschland, aber auch international, eine Forschungslücke, welche die beiden Gruppen in ihren Einschätzungen vergleicht. Es gilt diese Forschungslücke zu schließen, um der evidenzbasierten Hebammenbetreuung Vorschub zu leisten und möglichen Differenzen vorzeitig zu begegnen.

Aufgrund dessen besteht der Forschungsgegenstand der vorliegenden Arbeit darin, die Merkmale kompetenter Hebammentätigkeit aus Sichtweise von akademisierten und nicht akademisierten Hebammen im Vergleich anhand einer prospektiven Querschnittstudie mittels eines Online-Fragebogens zu erfassen.

Die zentrale Forschungsfrage der vorliegenden Arbeit lautet: Inwiefern unterscheiden sich die Sichtweisen von akademisierten und nicht akademisierten Hebammen in Hinblick auf die Merkmale kompetenter Hebammentätigkeit?

© Der/die Autor(en), exklusiv lizenziert an Springer Fachmedien Wiesbaden GmbH, ein Teil von Springer Nature 2024
A. Kranz, *Einschätzung der Relevanz akademischer Hebammenkompetenzen*, https://doi.org/10.1007/978-3-658-44873-8_4

Dabei verfolgt die Arbeit mehrere Ziele. Einerseits soll das Erhebungsinstrument der vorliegenden Arbeit, ein Fragebogen, hinsichtlich der Fragebogenstruktur untersucht werden. Geprüft wird, ob das Messinstrument die
Kompetenzfacetten von Hebammen reliabel erfasst. Andererseits wird erfasst,
inwieweit sich die Sichtweisen von akademisierten und nicht akademisierten
Hebammen in Bezug auf die Einschätzungen kompetenter Hebammentätigkeit
unterscheiden.

Folgende Hypothesen[1] werden in der vorliegenden Arbeit untersucht.

Hypothese 1: Den Daten liegt eine eindimensionale Struktur zugrunde.

Hypothese 2: Das Messinstrument kann die Kompetenzfacetten von Hebammen reliabel erfassen.

Hypothese 3: Die Studierenden und Auszubildenden Hebammen unterscheiden sich in ihren Einschätzungen der Merkmale kompetenter
Hebammentätigkeit signifikant.

Hypothese 4: Die fachschulisch ausgebildeten und hochschulisch ausgebildeten Hebammen unterscheiden sich in ihren Einschätzungen der
Merkmale kompetenter Hebammentätigkeit signifikant.

Hypothese 3 bezieht sich auf Hebammen, die sich noch in der beruflichen Ausbildung bzw. dem Studium befinden. Hypothese 4 fokussiert dagegen Hebammen,
welche die Berufszulassung als Hebamme bereits erlangt haben.

---

[1] Die zu den dargestellten Forschungshypothesen dazugehörigen Nullhypothesen sind in 5.
Methodisches Vorgehen aufgeführt.

Methodisches Vorgehen

5

Zunächst wird die vorliegende Arbeit in das Gesamtprojekt eingeordnet, um im Anschluss das Studiendesign darzustellen und zu begründen. Es folgen die Erläuterung der Klassischen Testtheorie (KTT) sowie die Anforderungen an empirische Messverfahren, um schließlich die Erhebungsmethode und dessen (Weiter-)Entwicklung aufzuzeigen. Daraufhin erfolgen die Erläuterung und Darstellung der Testanalyse sowie der Signifikanztestungen. Die Deskriptivstatistik sowie der Umgang mit fehlenden Werten, die Forschungsethik, der Datenschutz und die Literaturrecherche und -auswahl schließen das methodische Vorgehen ab.

5.1 Einordnung der Arbeit in das Gesamtprojekt

Die hier vorliegende Arbeit stellte ein Teilprojekt der Gesamtstudie „Gute Hebamme" des Universitätsklinikums Tübingen, Institut für Gesundheitswissenschaften, Abteilung Hebammenwissenschaft dar. Dieser lag das Ziel der Entwicklung eines Kompetenzmodells als Grundlage der kompetenzbasierten hochschulischen Ausbildung in Theorie und Praxis zugrunde. Beteiligte Wissenschaftlerinnen und Wissenschaftler an der genannten Institution stellten einerseits Prof. Dr. med. Harald Abele als Studienleiter und Prüfarzt dar. Andererseits waren sowohl die Studiengangsleitung des Bachelorstudiengangs Hebammenwissenschaft (BSc.) Prof. Dr. rer. nat. Claudia Plappert sowie der Lehr- und Forschungskoordinator Dr. phil. Joachim Graf an der Gesamtstudie beteiligt.

Ergänzende Information Die elektronische Version dieses Kapitels enthält Zusatzmaterial, auf das über folgenden Link zugegriffen werden kann https://doi.org/10.1007/978-3-658-44873-8_5.

In diese übergeordnete Struktur war die vorliegende Arbeit eingegliedert. Es muss
erwähnt werden, dass die Datenerhebung sowohl dem Ziel des Gesamtprojekts
diente, ebenso den Zielen der hier vorliegenden Arbeit. Die einmalig erhobenen Daten wurden zu mehreren Zwecken ausgewertet[1]. Bevor nun im Folgenden
der Fokus für die Fragestellung sowie Ziele der vorliegenden Arbeit relevanten Aspekte liegt, erfolgt eine Kurzfassung des Studienablaufs der Gesamtstudie,
sodass ein Gesamtüberblick entstehen kann.

5.1.1   Kurzfassung des Studienablaufs der Gesamtstudie

Zunächst erfolgte im Oktober und November 2021 die (Weiter-)Entwicklung
des (digitalen) Fragebogens. Im Anschluss wurde ein Ethikvotum der Ethik-
kommission der Medizinischen Fakultät der Eberhards-Karls-Universität und am
Universitätsklinikum Tübingen eingeholt. Dies wurde im Dezember 2021 eingereicht, die finale Genehmigung erfolgte nach einer Rückmeldung bzgl. des
Datenschutzes und entsprechender Überarbeitung im April 2022. Während auf
die erstmalige Rückmeldung der Ethik-Kommission gewartet wurde, wurde der
Pretest des Fragebogens im Dezember 2021 durchgeführt, um anschließend
erste Daten in Bezug auf die Fragenbogenkonstruktion auszuwerten und inhaltliche Auswertungen vorzunehmen. Im Anschluss (April und Mai 2022) wurde
der Fragebogen entsprechend der Erkenntnisse des Pretests modifiziert und an
die vorgesehene Studienpopulation ausgehändigt. Es folgte eine quantitative,
statistische Auswertung der rückläufigen, verwertbaren Daten mittels der Sta-
tistiksoftware Statistical Package for the Social Sciences (SPSS). Die vorliegende
Arbeit führte diese Auswertung der Daten im Juni und Juli 2022 aus. Das Gesamt-
ziel der Studie, die Entwicklung eines Kompetenzmodells, wurde zu einem
späteren Zeitpunkt von weiteren Wissenschaftlerinnen und Wissenschaftlern der
Abteilung Hebammenwissenschaft in Tübingen verfolgt. Im Folgenden wird nun
nach der Einbettung in das Gesamtprojekt der Fokus auf die hier fokussierte
Fragestellung sowie die fokussierten Ziele gelegt.

---

[1] Der Datensatz der Gesamtstudie ist wesentlich größer, als jener der vorliegenden Arbeit, da
aufgrund der zeitlich begrenzten Zeit zum Verfassen der Masterarbeit ein Zeitpunkt gewählt
werden musste, ab welchem die Daten in die Arbeit aufgenommen wurden. Dieser lag vor
dem Beenden der Umfrage. Außerdem umfasste die Studienpopulation der Gesamtstudie
neben Hebammen weitere an der Akademisierung beteiligte Akteure (Laien mit Kontakt zu
Hebammen, Ärzte und Ärztinnen sowie weitere an der Hebammenarbeit beteiligte Gesundheitsfachberufe).

5.2 Studiendesign

Das hier vorliegende Studiendesign stellte eine prospektive Querschnittstudie dar. Dies wird im Folgenden erläutert und begründet. Querschnittstudien werden zu einem bestimmten Zeitpunkt durchgeführt. Diese zeigen eine Momentaufnahme des Ergebnisses und der damit verbundenen Merkmale (Ann Levin, 2006). Die Studienpopulation stellt eine repräsentative Stichprobe aus der Zielpopulation zu einem bestimmten Zeitpunkt dar (Wirtz, 2016). Oft werden Querschnittstudien in Form einer Umfrage durchgeführt (Ann Levin, 2006). Die Vorteile dieses Studiendesigns liegen u. a. in den geringen Kosten sowie dem geringem Zeitaufwand. Außerdem ist dieses Studiendesign nützlich für die Planung des Gesundheitswesens (Ann Levin, 2006). Allerdings ist die interne Validität von Querschnittstudien eingeschränkt, da keine kausalen Wirkprozesse nachgewiesen werden können (Wirtz, 2016). Weitere Nachteile liegen u. a. darin, dass diese nur Momentaufnahmen zeigen. Wenn ein anderer Zeitpunkt der Datenerfassung gewählt werden würde, könnten ggf. andere Ergebnisse resultieren (Ann Levin, 2006).

Da es sich hier um eine prospektive Arbeit handelt, soll auch dieser Begriff erläutert werden. Eine prospektive Studie dient der Überprüfung einer definierten Fragestellung oder Hypothese, die vor Beginn der Studie formuliert wurde. Die Forschungsuntersuchung ist somit vorausschauend (Bundesministerium für Soziales, Gesundheit, Pflege und Konsumentenschutz, 2022).

In der hier vorliegenden Arbeit wurde zu einem bestimmten Zeitpunkt die Meinung einer Stichprobe zu einem bestimmten Thema erfasst. Dies erfolgte in Form einer Umfrage mittels eines Online-Fragebogens. Ebenso wurden eine bereits definierte Fragestellung und festgelegte Hypothesen geprüft. Aufgrund dessen und aufgrund der geringen Kosten und des geringen Zeitaufwands, eignete sich das Studiendesign der prospektiven Querschnittstudie für die hier vorliegende Arbeit in besonders hohem Maße.

5.3 Hintergrund: Klassische Testtheorie

Die vorliegende Arbeit beschäftigte sich u. a. mit der Testkonstruktion. Da dies auf den Annahmen und den Prinzipien der Klassischen Testtheorie beruht (Krampen, 2021), wird im Folgenden diese Theorie erläutert und ihrer Bedeutung dargestellt. So wird deutlich, weshalb sich die vorliegende Arbeit den Methoden der KTT bediente.

Um interindividuelle Unterschiede ökonomisch und exakt zu erfassen, sammelt die KTT Methoden. Psychometrische Testverfahren beruhen auf den Konstruktionsprinzipien sowie den Annahmen der KTT. Die Grundannahme dieser Theorie besagt, dass sich eine Merkmalsausprägung X einer Person, welche durch einen Test ermittelt wurde, aus zwei Komponenten additiv zusammensetzt. Diese zwei Komponenten stellen die tatsächliche, wahre Merkmalsausprägung T sowie der zufällige Messfehler E dar. Daraus resultiert die Formel $X = T + E$. In dieser Theorie wird davon ausgegangen, dass die wahre Merkmalsausprägung intraindividuell konstant ist. Bei wiederholter Messung gleichen sich die Messfehler aus. Somit resultiert ein erwarteter Mittelwert des Messfehlers von null. Folglich entspricht die beobachtete Merkmalsausprägung der wahren Merkmalsausprägung, wenn der Messfehler bei null liegt: $X = T + 0 = T$ (Krampen, 2021). Bei der KTT finden mehrere Items Anwendung, die dasselbe Konstrukt erfassen. Dem liegt zugrunde, dass jedes Item als wiederholte Messung aufgefasst wird. Entsprechend werden Messfehler durch die Zusammenfassung der einzelnen Messungen zu einem Testwert ausgeglichen. Ein Testwert stellt hierbei der Schätzer der wahren Merkmalsausprägung dar, der durch die Summe der Antworten auf die Items beschrieben wird (Krampen, 2021). Eine Voraussetzung stellt die Intervallskalierung der Antworten dar. Sowohl Aussagen über die Reliabilität, als auch weitere Eigenschaften, wie die Gütekriterien eines Tests, lassen sich durch die Annahmen KTT ableiten (Krampen, 2021). Kritisiert wird die beschriebene Theorie u. a. darin, dass die Annahmen der KTT beweislos vorausgesetzt werden, sie sind empirisch kaum überprüfbar. Sowohl Fehler als auch wahre Werte sind nicht direkt beobachtbar. Möglicherweise ist die Annahme zu grob, dass der beobachtete Wert sich aus wahrem Wert und zufälligen Messfehler zusammensetzt. Außerdem steht in Frage, ob die Voraussetzung der Intervallskalierung bei einigen Testverfahren tatsächlich erreicht wird. Weiter wird kritisiert, dass die Kenngrößen dieser Theorie von Stichproben abhängig sind. Resultierend sind die Verallgemeinerbarkeit sowie die Verbindlichkeit der Ergebnisse fraglich. Auch die Validität wird durch die KTT kaum geprüft. Die probabilistische Testtheorie (Item-Response-Theorie) stellt ein moderner Ansatz dar, der versucht, die Nachteile der KTT zu vermeiden (Krampen, 2021). Vorteile der KTT bestehen dennoch. So sind insbesondere ihre Einfachheit der Annahmen sowie die leichte empirische Realisierbarkeit zu begrüßen. Die Verfahren, die sich in den Annahmen der KTT begründen, haben sich in der diagnostischen Handhabung vielfach bewährt (Krampen, 2021). Diese Theorie ist in ihrer praktischen Umsetzung ökonomisch und ist trotz ihrer Schwächen weiterhin attraktiv (Moosbrugger, 2012). Aufgrund der beschriebenen Bewährtheit und großen Bedeutung im Bereich des psychometrischen Assessments wurden die Methoden der KTT für die vorliegende Arbeit angewendet. Außerdem lag ein Schwerpunkt auf dem Gütekriterium der Reliabilität des Fragebogens, weshalb der KTT im Kontext der vorliegenden Arbeit umso mehr Bedeutung zukam.

5.3.1 Anforderungen an empirische Messverfahren

Nur wenn bestimmte Anforderungen (sogenannte *Gütekriterien*) erfüllt sind, können mit einem Messverfahren gewonnene Ergebnisse für eine empirische Untersuchung wissenschaftlicher Fragestellungen herangezogen werden (Hartig & Jude, 2007). Ausschließlich wenn dies erfüllt ist, dürfen aus den Ergebnissen Konsequenzen für Individuen oder Institutionen gezogen werden. Die entsprechenden Gütekriterien stellen die Objektivität, Reliabilität und Validität dar (Hartig & Jude, 2007). Dies war für die vorliegende Arbeit von Bedeutung, da aus den Ergebnissen Konsequenzen für die Abteilung Hebammenwissenschaft in Tübingen und ggf. weiteren Institutionen und Personengruppen (bspw. Hebammen) gezogen werden sollten. Die Gütekriterien werden aufgrund dessen im Folgenden erläutert und in ihrer Bedeutung dargestellt.

5.3.1.1 Objektivität

Die *Objektivität* eines Tests ist gegeben, wenn die Testergebnisse einer Person nur von den Merkmalen der Person abhängen, nicht aber von dem Testleiter oder der Testsituation beeinflusst werden. Ebenfalls darf das Testergebnis und die Interpretation nicht von der Person abhängen, welche die Auswertung und Interpretation vornimmt (Hartig & Jude, 2007).

Es wird differenziert zwischen *Durchführungs-, Auswertungs-,* und *Interpretationsobjektivität* eines Tests (Hartig & Jude, 2007). Eine hohe Durchführungsobjektivität, die sich auf die Konstanz der Untersuchungsbedingungen bezieht, ist i. d. R. bei selbstauszufüllenden Fragebogen gegeben (Rammstedt, 2004). Die Auswertungsobjektivität erfasst alle Einflüsse, die mit der Dateneingabe zusammenhängen. Sie bezieht sich ebenso auf die Einflüsse der Person, die die Untersuchung auswertet (Rammstedt, 2004). Die Interpretationsobjektivität bezieht sich darauf, wie die aus den Befragungsergebnissen gezogenen Schlüsse durch verschiedene Interpretatoren vergleichbar sind. Also auf den Einfluss der Person, welche die Ergebnisse interpretiert. Um eine hohe Interpretationsobjektivität zu ermöglichen, sollten Vergleichswerte wie Mittelwerte und Standardabweichungen sowie Signifikanzangaben und inhaltliche Interpretationshinweise gegeben werden (Rammstedt, 2004). Es wird zwischen der *normierten*

Interpretation und der *kriteriumsorientierten Interpretation* unterscheiden. Ersteres ist zu erreichen, indem der Test normiert wird. Dabei wird die relative
Stellung eines Teilnehmenden verglichen mit der Zielpopulation (Moosbrugger &
Kelava, 2020). Die kriteriumsorientierte Interpretation dagegen bezieht sich darauf, dass für das Vorhandensein bestimmter Merkmalsausprägungen festgelegt
wird, welche Testwerte dafürsprechen und welche dagegen (Moosbrugger &
Kelava, 2020).

Um die Objektivität eines Tests sicherzustellen, ist die häufigste Strategie eine
gründliche Dokumentation und Standardisierung bei der Testdurchführung, Auswertung und Interpretation. Die Objektivität wird als notwendige Voraussetzung
für die Reliabilität und Validität betrachtet (Hartig & Jude, 2007).

5.3.1.2 Reliabilität

Die *Reliabilität* stellt die Messgenauigkeit eines Tests dar. Im Rahmen der KTT
spielt dieses Gütekriterium eine zentrale Rolle. Zur empirischen Einschätzung der
Reliabilität gibt es verschiedene statistische Verfahren. Die Grundidee, welche
allen Verfahren gemein ist, liegt darin, dass ein einzelner Messwert ein wahrer
Wert im interessierenden Merkmal zugrunde liegt (Hartig & Jude, 2007). Jedoch
ist jede Messung mit einem zufälligen Messfehler behaftet. Die Methoden der
KTT dienen der Einschätzung, welcher Anteil der beobachteten Streuung der
ermittelten Messwerte tatsächlich auf Unterschiede im interessierenden Merkmal zurückzuführen sind. Die Reliabilität eines Tests stellt der Anteil wahrer
Merkmalsvarianz an der beobachteten Testvarianz dar. Häufig wird dabei die
interne Konsistenz bestimmt (Hartig & Jude, 2007). Diese erfasst hohe korrelative
Zusammenhänge zwischen Teiltests als Hinweise auf eine hohe Messgenauigkeit (Hartig & Jude, 2007). Die Reliabilitätsanalyse ist in Abschnitt 5.8.3.1
Reliabilitätsanalyse dargelegt.

5.3.1.3 Validität

Bei der *Validität* geht es darum, ob ein Test tatsächlich dasjenige Merkmal
erfasst, das dieser erfassen soll. Sodass individuelle und institutionelle Schlüsse
aus den Ergebnissen eines Tests gezogen werden, stellt die Validität eine notwendige Legitimation dar (Hartig & Jude, 2007). Die *Konstruktvalidität* untersucht
auf Basis theoretischer Annahmen über das zu messende Konstrukt, was der
Test misst. Es werden Vorhersagen abgeleitet, wie Messwerte des Konstrukts
mit anderen Variablen zusammenhängen sollten (Hartig & Jude, 2007). Dagegen
untersucht die *Kriteriumsvalidität*, inwieweit mit einem Test das Verhalten außerhalb der Testsituation vorhergesagt werden kann. Es geht darum, wie gut sich
der Test praktisch bewährt (Hartig & Jude, 2007). Die *Inhaltsvalidität* zeigt, ob

die Testinhalte den interessierenden Merkmalsbereich, der das zu messende Konstrukt definiert, gut repräsentiert. Dies erfolgt in der Regel durch Expertenurteile in dem jeweiligen Inhaltsbereich (Hartig & Jude, 2007). Weiter wird zwischen der *internen* und *externen Validität* unterschieden (Wirtz, 2021f). Die externe Validität bezieht sich auf die Gültigkeit eines Studienbefunds. Wenn dieser auf Personen oder auf Situationen, welche von der Untersuchung abweichen, übertragen oder generalisiert werden kann, dann ist die externe Validität gegeben (Wirtz, 2021f). Eine Voraussetzung für die externe Validität stellt dabei die interne Validität dar. Nur für Effekte, die nachgewiesen sind, kann sich die Frage nach der Übertragbarkeit von Erkenntnissen für Populationen und Situationen außerhalb der Untersuchung stellen. Wenn es sich um eine hinreichend große repräsentative Stichprobe handelt, so ist die externe Validität auf Basis der Untersuchung einer Stichprobe bzgl. einer Population gegeben (Wirtz, 2021f). Der Fokus dieser Arbeit lag vielmehr auf der internen Validität als auf der externen Validität, da zunächst Erkenntnisse und Effekte gefunden und nachgewiesen werden sollten.

5.3.1.4 Weitere Gütekriterien

Bestimmend durch die Kosten, die bei einer Testung entstehen, ergibt sich das Gütekriterium der *Testökonomie* (Moosbrugger & Kelava, 2020). Werden wenige finanzielle und zeitliche Ressourcen beansprucht, gemessen am diagnostischen Erkenntnisgewinn, dann erfüllt ein Test das Gütekriterium der Ökonomie. Der finanzielle Aufwand bezieht sich auf den Verbrauch von Testmaterialen oder der Beschaffung des Tests, wie z. B. Lizenzgebühren. Der zeitliche Aufwand dagegen bezieht sich auf die Nettozeit der Durchführung des Tests, als auch auf die Zeit der Vorbereitung, Auswertung, Interpretation und Ergebnisrückmeldung. Der Erkenntnisgewinn sollte größer sein als die Kosten beim Einsatz eines Tests (Moosbrugger & Kelava, 2020). Die *Nützlichkeit* eines Tests bezieht sich auf die praktische Relevanz eines gemessenen Merkmals. Wenn auf Grundlage dessen getroffene Maßnahmen mehr Nutzen als Schaden aufweisen, dann ist die Nützlichkeit gegeben (Moosbrugger & Kelava, 2020). Die *Zumutbarkeit* gilt als hinreichend erfüllt, wenn die Testperson nicht in hoher zeitlicher, psychischer und körperlicher Hinsicht belastet wird (Moosbrugger & Kelava, 2020). Die *Fairness* eines Tests beschreibt, inwieweit es aufgrund der Testwerte zu einer systematischen Benachteiligung bestimmter Personen kommt (Moosbrugger & Kelava, 2020). Ein weiteres Gütekriterium, die *Unverfälschbarkeit* eines Tests, bezieht sich darauf, dass eine Testperson die konkreten Ausprägungen des Testwertes nicht durch gezieltes Vortäuschen eines für sie unzutreffenden Testverhaltens verzerren (Moosbrugger & Kelava, 2020). Diese Gütekriterien sind für die vorliegende Arbeit sekundär von Bedeutung. Der Fokus liegt primär auf den Gütekriterien der Objektivität, Reliabilität sowie der Validität.

5.4   Erhebungsmethode: Fragebogen

Die Erhebungsmethode dieser Arbeit bestand aus einem Fragebogen. Ein Fragebogen als wissenschaftliches Messinstrument erfasst latente Konstrukte, die über mehrere Testitems erschlossen werden (Moosbrugger & Kelava, 2020). Die Begründung für die Auswahl des Erhebungsinstruments des Fragebogens lag darin, dass schriftliche Befragungen insbesondere kostengünstig und mit wenig Personalaufwand zu betreiben sind und eine hohe Anzahl an möglichen Rückläufen erreicht werden können. Außerdem ergibt sich eine hohe Anonymität sowie eine schnelle Durchführung der Befragung (Barth, 1998). Der hier vorliegende Fragebogen wurde bereits von Pehlke-Milde (2009) erarbeitet. Auf Grundlage von empirischen Ergebnissen, die durch vorangegangene Experteninterviews und Gruppendiskussionen erlangt wurden, wurde der Fragebogen entwickelt. Dieser Fragebogen bestand aus sieben übergeordneten und 59 dazugehörigen Items (Pehlke-Milde, 2009). Die Items beschrieben die Kompetenzanforderungen durch Thesen. Die Bewertung der Items erfolgte anhand einer fünfstufigen Likert-Skala. Ein Pretest des Fragebogens wurde mit drei Expertinnen und Experten durchgeführt, der zu Revisionen im Sprachgebrauch sowie Gliederung des Fragebogens führte. Dieser Fragebogen diente zur Durchführung der Delphi-Methode (Pehlke-Milde, 2009). Das zu erfassende Konstrukt sowie die dazugehörigen Items wurden in dieser Dissertation einerseits durch qualitative Erhebungen (Experteninterviews) sowie durch systematische Literaturrecherchen festgelegt (Pehlke-Milde, 2009). Das Konstrukt des Fragebogens, das Gegenstand der Arbeit von Pehlke-Milde (2009) und in modifizierter Form der vorliegenden Arbeit ist, stellte *die Hebammenkompetenz vor dem Hintergrund der Akademisierung des Hebammenberufs* dar. Es wurden bei Pehlke-Milde (2009) keine Angaben bzgl. der Dimensionalität des Fragebogens getroffen.

5.5   Weiterentwicklung des Fragebogens

Dieser Fragebogen wurde aufgrund der aktuellen Herausforderungen der Hebammentätigkeit sowie der Ziele der vorliegenden Arbeit modifiziert.

5.5.1 Weiterentwicklung des Itempools

Es handelte sich bei dem vorliegenden Ansatz um die Adaption bestehender Testitems (Wirtz, 2021e). Die Items von Pehlke-Milde (2009) wurden auf eine neue Population bzw. einen Anwendungsbereich angepasst. Die einzelnen Items blieben, es wurden ausschließlich drei Fragen (Items VI, VI5, II6) im Hinblick auf die aktuellen Herausforderungen der Hebammentätigkeit durch eine umfassende Literaturrecherche ergänzt, die sich insbesondere auf die evidenzbasierte Betreuung fokussierten. Die ergänzenden Fragen wurden einerseits von dem Praxiscurriculum des Bachelorstudiengangs Hebammenwissenschaft in Tübingen (Abteilung Hebammenwissenschaft Tübingen, 2021) sowie des Kompetenzmodells des DHVs (DHV, 2019) abgeleitet. Die sieben übergeordneten Kompetenzen vom ursprünglichen Fragebogen von Pehlke-Milde (2009) wurden durch sieben übergeordnete Schlüsselkompetenzen des Praxiscurriculums des Bachelorstudiengangs Hebammenwissenschaft in Tübingen (Abteilung Hebammenwissenschaft Tübingen, 2021) ersetzt. Dem lag zugrunde, dass die Ergebnisse der Datenerhebung für den Studiengang verwertbare Informationen liefern sollten. Im Expertenkonsens[2] wurde sich darauf geeinigt, dass die übergeordneten sieben Kompetenzen des Praxiscurriculums Ausgangslage für die vorliegende Studie sein sollten. Lediglich eine übergeordnete Kompetenz (Entwicklung und Organisation) wurde von Pehlke-Milde (2009) beibehalten und zu den sieben übergeordneten Kompetenzen hinzugefügt. Dies ist in Tabelle 5.1 dargestellt. Entsprechend wurden die einzelnen Items aufgrund der inhaltlichen Zugehörigkeit zu den übergeordneten acht Kompetenzen im Expertenkonsens zugeordnet. Die Fragen wurden neu angeordnet, inhaltlich blieben sie unverändert. Außerdem wurde dem Fragebogen zwölf weitere Items hinzugefügt, die demographische Angaben erfassten. Diese orientierten sich an den Standards des Statistischen Bundesamts (Statistisches Bundesamt, 2016). Insgesamt bestand der Fragebogen somit aus 74 Items mit acht übergeordneten Kompetenzen[3].

---

[2] Experten und Expertinnen stellen in der gesamten Arbeit die in Abschnitt 5.1 Einordnung der Arbeit in das Gesamtprojekt genannten beteiligten Wissenschaftlerinnen und Wissenschaftler dar.

[3] Der gesamte, finale Fragebogen befindet sich im Anhang 3 des elektronischen Zusatzmaterials.

Tabelle 5.1 Die Weiterentwicklung der übergeordneten Kompetenzen des Fragebogens

Sieben übergeordnete Kompetenzen Pehlke-Milde (2009)	
Kompetenz 1:	Die Hebamme gewährleistet eine sichere, effektive und effiziente Betreuung der Frau, des Kindes und der Familie.
Kompetenz 2:	Die Hebamme nimmt ihre rechtliche und ethische Zuständigkeit und Verantwortung im Rahmen ihrer Berufsausübung wahr.
Kompetenz 3:	Die Hebamme arbeitet als gleichberechtigtes Mitglied interdisziplinärer Versorgungsnetze mit dem Ziel der optimalen Kompetenz von Frauen, Kindern und Familien.
Kompetenz 4:	Die Hebamme fördert die Gesundheit von Frauen, Kindern und Familien im Rahmen der Geburtshilfe und entwickelt umfassende Versorgungs- und Präventionskonzepte.
Kompetenz 5:	Die Hebamme entwickelt ein professionelles Verständnis für das „therapeutische Arbeitsbündnis" und stellt eine daran angepasste Versorgung sicher.
Kompetenz 6:	Die Hebamme analysiert und integriert unterschiedlichste und z. T. divergierende Erkenntniszugänge und wendet das Wissen auf ihre Tätigkeit oder ihren Beruf an.
Kompetenz 7:	Die Hebamme überprüft, erweitert und vertieft kontinuierlich ihr professionelles Wissen und Verständnis von Geburt und Geburtshilfe um den veränderten Bedingungen in einer sich wandelnden Gesellschaft, Wissenschaft und Politik gerecht zu werden.

Schlüsselkompetenzen des Praxiscurriculums des Bachelorstudiengangs Hebammenwissenschaft in Tübingen (Abteilung Hebammenwissenschaft Tübingen, 2021)	
Kompetenz 1:	Entscheidungs-, Steuerungs- und Handlungskompetenz
Kompetenz 2:	Reflexionsfähigkeit
Kompetenz 3:	Analytisch-diagnostische Begründungsfähigkeit
Kompetenz 4:	Fachkompetenz – Geburtshilfliches Wissen

(Fortsetzung)

Tabelle 5.1 (Fortsetzung)

Schlüsselkompetenzen des Praxiscurriculums des Bachelorstudiengangs
Hebammenwissenschaft in Tübingen (Abteilung Hebammenwissenschaft Tübingen,
2021)

Kompetenz 5:	Methodenkompetenz
Kompetenz 6:	Beziehungsfähigkeit und Kommunikationskompetenz
Kompetenz 7:	Intra- und interdisziplinäre Kooperation und Zuständigkeit
Kompetenz 8:	Entwicklung und Organisation

5.5.2 Auswahl des Antwortformats

Das Skalenniveau kann ab einer 5-stufigen Skala als intervallskaliert angesehen werden (Rhemtulla, Brosseau-Liard & Savalei, 2012). Das für die folgenden
statistischen Berechnungen erforderliche Intervallskalenniveau der Daten wurde
durch eine 6-stufige Ausprägung einer Rating-Skala sichergestellt.

- 1 = Höchste Priorität
- 2 = Hohe Priorität
- 3 = Eher hohe Priorität
- 4 = Eher niedrige Priorität
- 5 = Niedrige Priorität
- 6 = Keine Priorität

Es wurde die Prioritäts-Skala gewählt, da im Pretest (Abschnitt 5.5.4 Pretest
des Fragebogens – Vortestung des Itempools) festgestellt wurde, dass die Teilnehmenden häufig auf der sechsstufigen Standard-Rating-Skala („trifft überhaupt
nicht zu" bis „trifft voll und ganz zu") sozial erwünschte Antworten gaben. Die
Teilnehmenden gaben im Freitext des Pretests an, dass sie sich in dieser Skala
nicht trauen würden, eine Ablehnung auszudrücken. Entsprechend wurde sich im
Expertenkonsens darauf geeinigt, dass eine Prioritäten-Skala angewendet wird,
um so der sozialen Erwünschtheit der Antwortmöglichkeiten entgegenzuwirken.
Auf diese Weise musste keine Zustimmung oder Ablehnung ausgedrückt werden,
sondern vielmehr eine Priorität gewählt werden. Das aufsteigende Format von 1
= „Höchste Priorität" zu 6 = „Keine Priorität" wurde ausgewählt, sodass sich
die Teilnehmenden die Antworten ähnlich wie das Schulnoten System vorstellen
können. Diese verwendete Skala wurde als eine Ausprägung der Rating-Skala

verstanden. Außerdem wurde keine neutrale Mittelkategorie als Antwortmöglichkeit zur Verfügung gestellt, da dies zu einer Tendenz zur Mitte führen kann (Wirtz, 2019b). Insbesondere tritt dies bei schwierigen Befragungsinhalten oder unmotivierten Probanden und Probandinnen auf. Außerdem schränkt dies die Datenqualität und somit die Auswertungsoptionen erheblich ein (Wirtz, 2019b).

5.5.3   Online-Befragung

Eine Online-Befragung stellt ein elektronischer Fragebogen dar, der per Internet verbreitet und über Computer o.Ä. verarbeitet wird. Diese Online-Befragungen werden üblicherweise über entsprechende Befragungsserver im Internet durchgeführt (Döring & Bortz, 2016). Der Vorteil einer Online-Befragung liegt insbesondere in der Effizienz, denn innerhalb von kurzer Zeit können durch die webbasierten Anwendungen eine hohe Anzahl an Teilnehmenden generiert werden. Die Befragung erfolgt orts- und zeitunabhängig sowie unabhängig von finanziellen oder materiellen Mitteln. Auch können eine einfache Übersicht und Export der Daten und Rückläufe als Vorteile angesehen werden. Ein Nachteil kann darin liegen, dass ein Internetzugang zur Bearbeitung benötigt wird (Döring & Bortz, 2016). Bei der vorliegenden Arbeit handelte es sich um eine solche Online-Befragung. Diese erfolgte durch das Online-Befragungsprogramm *LimeSurvey* (https://www.limesurvey.org/de/). Ein interner Zugang durch das Universitätsklinikum Tübingen ermöglichte eine vollständige Nutzung des Programms. Aufgrund der technischen Vorteile (z. B. einfache Handhabung, Export der Rückläufe auf SPSS) sowie der einfachen Verbreitung einer Online-Umfrage (Link oder QR-Code über ein schriftliches Anschreiben) und der genannten Vorteile einer Online-Befragung, wurde sich für dieses Format entschieden. Außerdem lag ein weiterer Vorteil darin, dass fehlende Werte weitestgehend umgangen werden konnten (Abschnitt 5.11 Umgang mit fehlenden Werten). Die Ansicht des finalen Fragebogens, der in das Online-Befragungsprogramm *LimeSurvey* eingebettet war, findet sich im Anhang 3 des elektronischen Zusatzmaterials wieder.

5.5.4   Pretest des Fragebogens – Vortestung des Itempools

Der Fragebogen wurde einem Pretest unterzogen. Dem Pretest liegt das Ziel zugrunde, dass mögliche Probleme bei der Beantwortung von Fragen durch

Befragungspersonen identifiziert werden sollen. Das Befragungsinstrument wird durch den Pretest verbessert (Döring & Bortz, 2016). Konkret wurde im vorliegenden Fall ein quantitativer Pretest durchgeführt. Dieser besteht aus einer kleinen Teilmenge der Zielpopulation, die die Endfassung des Fragebogens unter Realbedingungen beantwortet. Die Daten werden bei quantitativen Pretests elektronisch erfasst, aufbereitet und statistisch ausgewertet (Döring & Bortz, 2016).

Die speziell auf den Pretest bezogenen Fragen wurden anhand internationaler Standards verfasst, welche sich am Question Appraisal System QAS-99 (Willis & Lessler, 1999) orientierten. An dem Pretest nahmen N = 17 Personen teil, die den Einschlusskriterien der Studienpopulation entsprachen. Der Pretest diente als eine erste Validierung des Fragebogens. Der Pretest wurde einerseits inhaltlich ausgewertet (Revision der Instruktion, der soziodemographischen Angaben und der Skala) (Abschnitt 5.5 Weiterentwicklung des Fragebogens) sowie einer psychometrischen Prüfung unterzogen. Hierbei wurden deskriptivstatistische Itemanalysen, Itemschwierigkeit, exploratorische Faktorenanalyse, Reliabilitätsanalysen sowie eine Interkorrelation der Skalenmittelwerte mittels SPSS berechnet. Ebenso wurden soziodemographische Charakteristika der befragten Personen dargestellt. Die Ergebnisse zeigten, dass insgesamt 17 bedeutsame Faktoren anhand der rotierten Komponentenmatrix extrahiert werden konnten. Der Reliabilitätskoeffizient Cronbachs Alpha war jeweils gut bis sehr gut. Die Trennschärfe der Items war in den meisten Fällen akzeptabel, die Itemschwierigkeit zeigte jedoch Schwächen. Die Skalenmittelwerte der extrahierten Faktoren korrelierten in einigen Fällen signifikant miteinander. Es wurden keine Items eliminiert. Diese Auswertungen wurden allerdings mit höchster Vorsicht betrachtet, da die Anzahl an befragten Personen (N = 17) zu klein ist und nicht ausreicht, um valide Aussagen bzgl. der Fragenbogenkonstruktion zu treffen[4]. Aufgrund dessen erfolgte eine erneute psychometrische Prüfung des Fragebogens in der vorliegenden Arbeit mit einer größeren Stichprobe (Abschnitt 5.8 Testanalyse). Außerdem ging die vorliegende Arbeit entscheidende Schritte weiter. Die vorliegende Arbeit prüfte Signifikanzen anhand von Skalenmittelwerte(n) der / des extrahierten Faktoren / Faktors, um nicht nur eine psychometrische Prüfung des Fragebogens zu gewährleisten, sondern ebenfalls eine inhaltliche Auswertung der erhobenen Daten im Hinblick auf die unterschiedlichen Sichtweisen kompetenter Hebammentätigkeit durch akademisierte und nicht akademisierte Hebammen vorzunehmen.

---

[4] Dieser Abschnitt findet seinen Ursprung in dem Fachartikel, der als Modulprüfungsleistung für das Modul 3.1 des Master of Science Gesundheitspädagogik der Pädagogischen Hochschule Freiburg diente. Im Rahmen der vorliegenden Arbeit wurden zusätzliche Ergänzungen und Korrekturen vorgenommen.

5.6   Deskriptive Darstellung der Charakteristika der Studienpopulation

Soziodemographische Merkmale stellen Hintergrundmerkmale der Bevölkerung dar (Hoffmeyer-Zlotnik & Warner, 2014). Über diese kann die Population einer Stichprobe eines Forschungsprojekts beschrieben werden. Die soziodemographischen Merkmale gliedern sich einerseits in demographische Merkmale (z. B. Geschlecht, Familienstand, Haushaltszusammensetzung) sowie andererseits in soziale Ungleichheit beschreibende sozioökonomische Merkmale (z. B. Bildung, Erwerbsstatus, berufliche Tätigkeit). Die zu analysierende Populationseinheit einer Befragung kann durch die soziodemographischen Merkmale in Gruppen und Untergruppen gegliedert werden. Oft stellen in der Sozialforschung die soziodemographischen Merkmale bei der Interpretation von Einstellungen und Verhalten die unabhängigen Variablen dar (Hoffmeyer-Zlotnik & Warner, 2014).

In der vorliegenden Arbeit erfolgte eine deskriptive Darstellung der soziodemographischen Merkmale der Studienpopulation. Dabei bezieht sich die Deskriptivstatistik auf Ergebnisse durch bestimmte Kennwerte, wie beispielsweise der Mittelwert oder die Streuung (Häcker, 2019). Dies wurde dargestellt, um so einen Überblick über die soziodemographische Zusammensetzung der Studienpopulation zu erhalten.

5.7   Stichprobe und Rekrutierung

Im Folgenden wird die Stichprobe der Befragung beschrieben, ebenso wie die Studienteilnehmenden rekrutiert wurden.

5.7.1   Einschlusskriterien

Die Einschlusskriterien der Studienteilnehmenden der Erhebung werden in Tabelle 5.2 dargestellt.

Dem Einschlusskriterium des Alters ≥ 18 Jahre liegt zugrunde, dass sowohl Hebammen Auszubildende als auch Hebammen Studierende meist bereits über 18 Jahre alt sind (DHV, 2020). Einwilligungsfähigkeit sowie ausreichende Deutschkenntnisse sind notwendig, um der Befragung zuzustimmen sowie diese auf sprachlicher Ebene zu verstehen. Alle weiteren Einschlusskriterien leiten sich von der Forschungsfrage sowie den Zielen der Arbeit ab.

Tabelle 5.2 Einschlusskriterien der Studienteilnehmenden	Einschlusskriterien
	Alter $\geq$ 18 Jahre
	Einwilligungsfähigkeit
	Ausreichende Deutschkenntnisse
	Personen mit der Berufszulassung als Hebamme
	Hebammen Auszubildende
	Hebammen Studierende

5.7.2 Stichprobenumfang

Für die psychometrische Prüfung des Fragebogens sollte die Stichprobengröße N > 100 betragen (Wirtz, 2021e). Dabei sollte eine für die Zielpopulation möglichst repräsentative Stichprobe den Fragebogen vollständig beantwortet haben. Ebenso sollte die Stichprobengröße mindestens dem 10-fachen der Item-Anzahl entsprechen, wobei die Untergrenze bei dem 5-fachen liegt (Wirtz, 2021e). Entsprechend der 62 Items des hier verwendeten Fragebogens (ausgenommen der soziodemographischen Items), ergab sich eine Stichprobengröße von N > 310.

5.7.3 Rekrutierung der Teilnehmenden

Die Phase der Rekrutierung der Teilnehmenden der vorliegenden Studie erfolgte vom 01.04.2022 bis zum 01.06.2022[5].

Studierende der Hebammenwissenschaft und Auszubildende Hebammen in Tübingen wurden durch Versenden einer Rundmail an die gesamten Kohorten erreicht, das ein Anschreiben mit dem Verweis auf die Befragung mittels Befragungs-Link und QR-Code enthielt. Hebammen aus der Abteilung Hebammenwissenschaft in Tübingen wurden verbal in internen Team-Besprechungen auf die Studie hingewiesen. Weitere Hebammen, die am Universitätsklinikum außerhalb der genannten Abteilung tätig sind, wurden per Mail durch das genannte Anschreiben auf die Studie aufmerksam gemacht.

---

[5] Wie bereits erwähnt, ist anzubringen, dass die Befragung nach diesem Zeitpunkt noch weiterlief und somit der Datensatz der Gesamtstudie, in welche die vorliegende Arbeit eingebettet ist, wesentlich mehr Daten umfasst, als hier aufgenommen wurden. Die Datenaufnahme wurde beendet, als die Teilnehmeranzahl von N>100 erreicht worden ist, sodass genug Zeit für die Auswertung der Daten zur Verfügung stand.

Um die Studienpopulation auch außerhalb von Tübingen zu erreichen, wurde die Befragung an den DHV (sowohl Hebammenverband Baden-Württemberg als auch gesamter DHV) sowie an die DGHWi weitervermittelt.

Der Hebammenverband Baden-Württemberg meldete zurück, dass aufgrund von Bitte der Mitglieder Befragungen nicht über den Gesamtverteiler versendet werden. Aufgrund dessen wurde die Befragung ausschließlich an entsprechender Stelle auf der Website des Hebammenverbandes Baden-Württemberg veröffentlicht (https://hebammen-bw.de/umfragen-fuer-bachelor-master-und-promotion sarbeiten/).

Auch der DHV sah davon ab, die Befragung über den Verteiler weiterzuleiten. Aufgrund der beschriebenen Absagen der Verbände zur Weitervermittlung der Befragung, wurde die Befragung an die Vorsitzenden der Kreisgruppen in Baden-Württemberg versendet. Außerdem wurde an die Studiengangsleitungen von Studiengängen mit Hebammenbezug ebenfalls eine Anfrage zur Teilnahme an der Studie weitervermittelt. Weiter wurden das Hebammennetzwerk Köln als auch die Bensberger Hebammen kontaktiert. Die Gesellschaft für Qualität in der außerklinischen Geburtshilfe e. V. verbreitete die Umfrage in ihrem Newsletter. Die Deutsche Hebammen Zeitschrift veröffentlichte ein Aufruf zur Teilnahme an der Studie in einer Ausgabe und auf ihrer Webseite (https://www.dhz-online.de). Weiter wurden die kooperierenden freiberuflichen Hebammen des Universitätsklinikums Tübingen angeschrieben und auf die Studie aufmerksam gemacht. Hebammen aus den kooperierenden Kliniken mit dem Universitätsklinikum Tübingen[6] wurden ebenfalls kontaktiert. Die Befragung wurde außerdem an den Kreißsaal am Universitätsklinikum Mannheim sowie Hebammen aus dem Universitätsklinikum Heidelberg, dem Klinikum Esslingen und der Odenwaldklinik weitervermittelt. Das Anschreiben, das per Mail alle genannten Organisationen sowie Personen versendet wurde, findet sich im Anhang 1 des elektronischen Zusatzmaterials wieder.

5.8   Testanalyse

Eine psychometrische Prüfung des Fragebogens war einerseits aufgrund der vorgenommenen Änderungen des Fragebogens notwendig. Andererseits ist anzumerken, dass von Pehlke-Milde (2009) lediglich die Inhaltsvalidität geprüft wurde.

---

[6] Die kooperierenden freiberuflichen Hebammen sowie die kooperierenden Kliniken mit dem Universitätsklinikum Tübingen werden aufgrund der hohen Anzahl an Anfragen und der besseren Lesbarkeit nicht einzeln aufgeführt.

Entsprechend war die psychometrische Prüfung des Fragebogens unausweichlich. Der Analyse wurde die Annahme zugrunde gelegt, dass der Fragebogen eindimensional strukturiert ist. Dem lag zugrunde, dass es sich um eine erste Überprüfung des Fragebogens in der beschriebenen, neu angeordneten Form handelte. Ebenso wurden in der Arbeit von Pehlke-Milde (2009), in der das Erhebungsinstrument seinen Ursprung fand, keine Angaben zur Dimensionalität des Konstrukts getroffen. Der Pretest nahm zwar bereits eine erste Extraktion der Faktoren vor und deutete auf eine mehrdimensionale Struktur hin. Da diesem aber eine sehr geringe Anzahl an Rückläufen zugrunde lag (N = 17), wurde dem Modell auch in der vorliegenden Arbeit eine eindimensionale Struktur zugrunde gelegt. Es wurde entsprechend eine exploratorische Dimensionsanalyse angewendet, ohne vorherige Annahmen von mehreren Dimensionen. Die Befragung erfolgte zu einem einmaligen Messzeitpunkt im Zeitraum vom 01.04.2022 bis zum 01.06.2022. Die Datenanalyse wird mit Hilfe der IBM SPSS Statistics Version 26 durchgeführt. Der dazugehörige Codierplan findet sich im Anhang 4 des elektronischen Zusatzmaterials wieder.

5.8.1 Dimensionalitätsprüfung: Faktorenanalyse

Die Dimensionalität eines Tests beschreibt, ob es sich um einen eindimensionalen Test (verschiedene Test-Items erfassen ein globales Konstrukt) oder um einen mehrdimensionalen Test (mehrere Teilkonstrukte werden operationalisiert) handelt (Döring & Bortz, 2016). Im Zuge der Dimensionalitätsprüfung wird insbesondere mit der exploratorischen und konfirmatorischen Faktorenanalyse die Anzahl der Dimensionen geprüft. Insofern sich mehrdimensionale Tests ergeben, so wird bei der Zuordnung der Items zu den Subtests geprüft, ob diese den inhaltlichen Vorgaben der Konzeptspezifikation entsprechen (Döring & Bortz, 2016). Die dimensionale Struktur des Erhebungsinstruments wurde in der vorliegenden Erhebung exploratorisch analysiert, um so zu erfassen, ob der Test ein globales Konstrukt oder mehrere Teilkonstrukte operationalisiert.

Die exploratorische Faktorenanalyse stellt eine Bezeichnung einer Gruppe von multivariaten Analyseverfahren dar. Mit Hilfe dessen soll aus der Messung von manifesten Merkmalen auf wenig dahinterliegende latente Variablen (sogenannte *Faktoren*) geschlossen werden (Krolak-Schwerdt & Hörstermannn, 2019). Der exploratorischen Faktorenanalyse liegt die Annahme zugrunde, dass die gemessenen Merkmale, die miteinander zusammenhängen, aus Faktoren erklärbar sind. Die Faktoren sind selbst nicht direkt messbar. Sie liegen aber den

Zusammenhängen zwischen den manifesten Merkmalen zugrunde. Die exploratorische Faktorenanalyse untersucht einerseits, wie viele Faktoren für die Erklärung
der Zusammenhänge zwischen den gemessenen Merkmalen angemessen sind.
Andererseits wird die Frage beantwortet, welche Faktoren jedes einzelne Merkmal beeinflussen (Krolak-Schwerdt & Hörstermannn, 2019). An dieser Stelle ist
der Begriff des *Faktors* zu fokussieren. Ein Faktor stellt in Kontext der Faktorenanalyse eine mathematische Größe dar. Dieser wird aus der Matrix der
Interkorrelation gewonnen. Faktoren können auch als Dimensionen bezeichnet
werden, da die statistische Beziehung zwischen einzelnen Variablen geometrisch
als Winkelfunktion darstellbar ist. Dabei stellt der Faktor ein hypothetisches Konstrukt dar. Dieses ist nicht beobachtbar (latente Variable) (Häcker, 2017). Auch
der Begriff des *Konstrukts* soll in diesem Zusammenhang erläutert werden. Dieser
ist nicht unmittelbar fassbar. Aus theoretischen Zusammenhängen und aus beob-
achtbaren Ereignissen werden Konstrukte erschlossen. Diese beziehen sich nicht
auf direkt beobachtbare Eigenschaften oder Entitäten. Konstrukte sind nicht defi-
nierbar in der Beobachtungssprache. Außerdem können Konstrukte häufig nicht
völlig interpretiert werden. Sie werden durch Postulate eingeführt. Im Kontext der
Messtheorie stellen Konstrukte *latente Variablen* dar (Wirtz, 2021d). Diese sind in
einem psychometrischen Modell postulierte Variablen, die indirekt auf Basis von
messbaren Merkmalen (manifesten Variablen) geschätzt werden können (durch
eine begründete Schätzprozedur) (Wirtz, 2021g).

   Das heuristische Verfahren der exploratorischen Faktorenanalyse liefert Hypothesen über die Struktur der Zusammenhänge zwischen den Merkmalen. Dieses
Verfahren ist sinnvoll, wenn noch keine elaborierte Theoriebildung in dem
Untersuchungsbereich vorliegt und die linearen Strukturen der gemessenen Merkmale ergründet werden sollen. In der exploratorischen Faktorenanalyse kommt
das Ökonomieprinzip zur Anwendung, dass die Merkmalszusammenhänge mit
einer kleinen Anzahl an Faktoren erfasst werden sollen (Krolak-Schwerdt &
Hörstermannn, 2019). Eine Korrelationsmatrix der gemessenen Variablen ist
Ausgangspunkt der exploratorischen Faktorenanalyse. Es erfolgt die Faktorenextraktion auf Grundlage dieser Korrelationsmatrix. Die Hauptfaktorenanalyse ist
eines der Verfahren, das zur Extraktion von Faktoren zur Verfügung steht. Das
Prinzip der Faktorenextraktion besteht darin, dass jeder Faktor so viel Varianz
wie möglich von den gemessenen Merkmalen erklärt. Dabei soll jeder Faktor
eine Varianz erfassen, das von zuvor extrahierten Faktoren noch nicht erfasst
wurde (Krolak-Schwerdt & Hörstermannn, 2019). Das orthogonale Rotations-
verfahren, die Varimax-rotierte Faktorenmatrix, sollte hierbei berechnet werden.
Hierbei bedeutet orthogonal, dass die Faktoren so extrahiert werden, dass diese
untereinander unkorreliert sind. Die Varimax-Rotationstechnik unterliegt dem

Ziel der Einfachstruktur, um so die Varianz der quadrierten Faktorenladungen innerhalb der Faktoren zu maximieren (Janssen & Laatz, 2017). In der Faktorenanalyse wird außerdem die Kommunalität (h^2_i) betrachtet. Diese beschreibt den Anteil der gesamten Varianz einer Variablen, die auf die gemeinsamen Faktoren zurückgeführt werden kann. Die Kommunalität kann in dem Wertebereich $h^2_i = [0,00;1,00]$ liegen. Dabei wird der Grenzwert für akzeptable Werte auf $h^2_i > 0,40$ festgelegt (Janssen & Laatz, 2017). Um im Anschluss zu bestimmen, welche Anzahl an zugrundeliegenden Faktoren letztendlich ausgewählt wird, stehen verschiedene Möglichkeiten zur Verfügung (Krolak-Schwerdt & Hörstermannn, 2019). Das Kaiser-Kriterium wird als Kriterium für die Bestimmung der Anzahl der Faktoren bestimmt. Die Faktoren sollten hierbei einen Eigenwert >1,00 haben. Der Eigenwert stellt die durch einen Faktor erklärte Teil der Gesamtvarianz dar (Janssen & Laatz, 2017). Dies fordert, dass ein Faktor mehr Varianz erklären soll, als ein einziges Merkmal besitzt (Krolak-Schwerdt & Hörstermannn, 2019). Je größer der Eigenwert ist, desto mehr Erklärungswert besitzt der Faktor. Wenn dieser >1,00 liegt, dann erklärt der Faktor mehr Varianz als eine einzelne Variable (Janssen & Laatz, 2017). Außerdem wird zusätzlich das Scree-Plot für die Bestimmung der Anzahl der Faktoren betrachtet. Dies stellt die Darstellung der Eigenwerte in einem Diagramm dar, geordnet in abfallender Reihenfolge (Janssen & Laatz, 2017). Es wird davon ausgegangen, dass die Grafik einem Berg ähnelt, an dessen Fuß sich das „Geröll" sammelt. Hierbei ist der Übergang vom Geröll zur eigentlichen „Bergflanke" entscheidend. Entdeckt wird dies durch Anlegen einer Geraden an die untersten Werte. Oberhalb dieser Geraden werden die Eigenwerte der Faktoren einbezogen (Janssen & Laatz, 2017). Weiter werden Items einem Faktor zugeordnet, wenn die rotierte Faktorladung (λ') $\lambda' > 0,50$ beträgt. Die Faktorenladung beschreibt dabei die Korrelation des Items mit dem Faktor (Janssen & Laatz, 2017).

Konkret wurde in der vorliegenden Arbeit die Varimax-rotierte Faktorenmatrix berechnet. Dieses Verfahren wurde ausgewählt, da dies der besseren Interpretation der Faktoren dient und durch die orthogonale Rotation die Faktoren nach der Rotation immer noch unabhängig voneinander sind (Jaansen & Laatz, 2017). Außerdem wurden die Kommunalitäten berechnet, welchem der Grenzwert für akzeptable Werte von $h^2_i > 0,40$ zugrunde lag. Diese wurden bestimmt, um zu erkennen, wie gut die Information der Variable in den Faktoren gesamt erhalten geblieben ist. Ebenfalls wurde das Kaiser-Gutman Kriterium (Grenzwert des Eigenwerts >1,00) sowie das Scree-Plot-Kriterium angewendet, um relevante Faktoren zu identifizieren. Ein Item wurde einem Faktor zugeordnet, wenn die $\lambda' > 0,50$ betrug. Auch die Zweitladungen der Items $\lambda' < 0,50$ wurden betrachtet, um mögliche weitere relevante Faktoren zu identifizieren, die im Fragebogen

noch nicht ausreichend abgebildet sind. Die exploratorische Faktorenanalyse
wurde in der vorliegenden Arbeit einmalig für alle Variablen durchgeführt. Diese
bezog sich auf die Überprüfung der Hypothese 1. Für diese Hypothese wird im
Folgenden sowohl die Nullhypothese H_0 als auch die Alternativhypothese H_1
formuliert.

Hypothese 1

- H_0: Den Daten liegt keine eindimensionale Struktur zugrunde.
- H_1: Den Daten liegt eine eindimensionale Struktur zugrunde.

Für die Ergebnisauswertung der exploratorischen Faktorenanalyse war das Kompetenzrad des Praxiscurriculums in Tübingen (Abteilung Hebammenwissenschaft
Tübingen, 2021) von besonderer Bedeutung, da hier die sieben Schlüsselkompetenzen bereits jeweils in mehrere untergeordneten Kategorien aufgeteilt waren
(Abschnitt 2.2.1.1. Kompetenzmodell und Kompetenzrad Hebammenwissenschaft
in Tübingen, siehe Abb. 2.1). Bei den Ergebnissen der exploratorischen Faktorenanalyse konnte somit geprüft werden, ob relevante Faktoren extrahiert wurden,
die diesen Schlüsselkompetenzen entsprachen oder ob vielmehr die darunter
liegenden Kategorien als relevante Faktoren extrahiert wurden.

Zweiteres würde bedeuten, dass das Kompetenzrad so umformuliert werden
sollte, dass die extrahierten Faktoren als eigene Schlüsselkompetenz Anwendung finden sollten aufgrund der hohen Relevanz. Trat der erste Fall ein,
so konnte das Kompetenzrad zumindest faktorenanalytisch bestätigt werden.
Ebenfalls könnte eine eindimensionale Struktur auftreten, welche im Zusammenhang mit dem Kompetenzrad keine faktorenanalytischen Schlüsse zulässt,
außer, dass die Thematik des Kompetenzrads von hoher Bedeutung ist. In jedem
der möglichen Szenarien sollte eine genaue Betrachtung der deskriptiven Item-
statistik stattfinden, um so auf deskriptiver Ebene Aussagen über die Relevanz
der im Kompetenzrad abgefragten Kompetenzen zu erlangen (Abschnitt 5.10
Add-on: Einordnung der Items in Bedeutungs-Gruppierungen zur Sicherung der
praktischen Relevanz). Es ist anzumerken, dass es sich dennoch um eine exploratorische Faktorenanalyse und nicht um eine konfirmatorische Faktorenanalyse
handelte, da im Voraus keine Annahmen über die Fragenbogenstruktur getroffen
werden konnten. Es konnten lediglich mit den Ergebnissen gewisse Schlussfolgerungen für die Praxis, in diesem Fall das Kompetenzrad des Praxiscurriculums
im Tübingen, gezogen werden. Schließlich versuchte das Kompetenzrad das
Konstrukt des Fragebogens, Hebammenkompetenz vor dem Hintergrund der
Akademisierung des Hebammenberufs, in der Praxis zu erfassen.

5.8.2 Itemanalyse

Die Qualität eines Fragebogens ist davon abhängig, wie die Items zusammengesetzt sind und um welche Art von Items es sich handelt. Aufgrund dessen ist die Itemanalyse ein zentrales Instrument der Testkonstruktion und Testbewertung (Döring & Bortz, 2016). Eine Itemanalyse dient dazu, dass Items und Itemgruppen identifiziert werden können, welche die Selektionskriterien zur Erfassung der identifizierten Faktoren erfüllen (Wirtz, 2021a). Die elementaren Informationseinheiten von psychometrischen Skalen bilden die Items. Sie dienen der Schätzung der Probandinnen und Probanden Ausprägungen auf einem latenten Konstrukt. Die Gütekriterien, insbesondere die interne Konsistenz, wird durch die Qualität und die Anzahl der Items entscheidend beeinflusst (Wirtz, 2021a). Vor der Itemanalyse sollte eine Dimensionsanalyse erfolgen (in diesem Fall: exploratorische Faktorenanalyse). Auf diese Weise kann sichergestellt werden, dass die statistischen Voraussetzungen für die Folgenanalysen, aber auch die Homogenität der Itemgruppen sichergestellt sind. Die Anforderung an Skalenitems besteht darin, dass sie Varianz des latenten Merkmals erfassen. Hierfür sollten die Items ausreichend zwischen Probandinnen und Probanden diskriminieren sowie in einem Zusammenhang mit dem latenten Konstrukt stehen. Dieser Zusammenhang muss systematisch, eindeutig und hinreichend stark sein (Wirtz, 2021a).

Die Verteilung der Items und des Gesamttests werden im Rahmen der Itemanalyse betrachtet. Dies erfolgt anhand einer möglichst repräsentativen Stichprobe der Zielpopulation des Tests (Döring & Bortz, 2016). Die Häufigkeitsverteilung der Items ermöglicht einen ersten Überblick über das Antwortverhalten der untersuchten Testpersonen. Dies ist darstellbar durch ein Histogramm, wobei abgelesen werden kann, wie stark die Testergebnisse streuen (Wertebereich ausfüllend oder Konzentration um bestimmte Werte). Häufig ist von Interesse, ob die Rohwertverteilung des Test Scores dabei einer Normalverteilung entspricht. Dies ist Voraussetzung für einige inferenzstatistische Verfahren (Döring & Bortz, 2016). Die Gauß'sche Normalverteilung stellt eine Kurve in Form einer Glocke dar. Diese ist dadurch gekennzeichnet, dass sie nur einen Gipfel hat, symmetrisch ist und von beiden Seiten kontinuierlich nach der Mitte absteigt. Die Standardnormalverteilung ergibt sich, wenn μ (Erwartungswert, Zentrum der Verteilung) $= 0{,}00$ und

σ (Standardabweichung) $= 1{,}00$ für die kumulierten Wahrscheinlichkeiten. Die Bedingung für die Entstehung der Normalverteilung stellt dar, dass die Messung von vielen zufälligen, unabhängigen und additiv wirkenden Faktoren bestimmt wird (Wirtz, 2020a). Die Normalverteilung kann mit dem Kolmogorov-Smirnov-Test (KS-Test) überprüft werden. Dabei besagt die Nullhypothese, dass

die Verteilung normalverteilt ist, während die Alternativhypothese von einer zur
Normalverteilung abweichenden Form ausgeht. Hierbei wird Signifikanzniveau
von 5 % ($\alpha \leq 0{,}05$) festgelegt (Janssen & Laatz, 2017). Eine weitere Beurteilung einer abweichenden Form von der Testverteilung von der Normalverteilung
wird durch die Berechnung der Schiefe erlaubt (Kelava & Moosbrugger, 2020).
Die Schiefe (S) stellt ein Verteilungsparameter dar. Diese ist ein Maß für die
Symmetrie einer Verteilung. Der höchste Punkt einer Verteilung ist der Modus,
welcher die zentrale Tendenz einer Merkmalsverteilung darstellt. Eine Verteilung
ist als schief anzusehen, wenn diese auf einer Seite des Modus' steiler ansteigt
als auf der anderen. Linksschief und rechtssteil ist eine asymmetrische Verteilung,
wenn diese links vom Modus langsamer ansteigt als diese auf der rechten Seite
abfällt. Dabei weist das arithmetische Mittel den kleinsten Wert auf, während der
Median einen größeren Wert annimmt. Einen größeren Wert als der Median hat
der Modus. Das Vorzeichen des Schiefe-Wertes ist negativ (Eckey, Kosfeld &
Türck, 2008). Umgekehrt ist eine Verteilung rechtsschief und linkssteil, wenn
diese links schneller ansteigt als rechts abnimmt. Hierbei ist der Median größer
als der Modus, wobei das arithmetische Mittel einen noch größeren Wert als
der Median annimmt. Das Vorzeichen des Schiefe-Wertes ist positiv. Nimmt die
Schiefe $S > 0{,}00$ an, so entspricht die Verteilung einer Normalverteilung (Eckey
et al., 2008). Die Verteilung ist symmetrisch, wenn die Maßzahl der Schiefe
im Wertebereich [1,00; +1,00] liegt. Liegt die $S < 1{,}00$ oder $S > +1{,}00$, dann
sind die Werte rechts- bzw. linksschief verteilt (Spriestersbach, Röhring, du Prel,
Gerhold-Ay & Blettner, 2009), wie oben beschrieben. Neben der Schiefe ist noch
die Kurtosis (Wölbung) zu erwähnen. Diese stellt die Abweichung des Verlaufs
einer Verteilung von einer Normalverteilung bei gleichem Mittelwert und gleicher
Streuung dar und gibt an, ob eine Verteilung spitzer oder flacher verläuft als die
Normalverteilung (Janssen & Laatz, 2017). Nimmt die Kurtosis einen positiven
Wert an, so zeigt sich eine spitzere Form der Verteilung, während bei einem nega-
tiven Wert eine flachere Form der Verteilung resultiert. Die Form entspricht einer
Normalverteilung, wenn die Kurtosis = 0,00 (Janssen & Laatz, 2017). Wenn die
$S < \pm 3{,}00$ und Kurtosis $< \pm 7{,}00$ ist, dann kann noch annähernd von einer Nor-
malverteilung ausgegangen werden (Kline, 2015). Dabei können Ursachen für
Abweichungen der Testverteilung von der Normalverteilung Konstruktionsmän-
gel, heterogene Stichproben oder nicht normalverteilte Merkmale sein (Kelava &
Moosbrugger, 2020).

Konkret wurde in dieser Arbeit in Hinblick auf die Itemanalyse zunächst das
Minimum (Min) (niedrigster Wert für jedes Merkmal) und Maximum (Max)
(höchster Wert für jedes Merkmal) (Janssen & Laatz, 2017) für jedes Item

ausgegeben. Als statistische Kennwerte der zentralen Tendenz einer Merkmalsverteilung wurden sowohl der Modus (am häufigsten auftretende Wert) als auch
der Median (der Wert, bei welchem jeweils die Hälfte der Werte über und
unter diesem liegt, wenn die Fälle nach ihrem Wert geordnet werden) berechnet. Ebenso wurde das arithmetische Mittel ($\bar{x}$) (Summe der Werte aller Fälle,
das durch die Zahl der Fälle dividiert wird) ausgegeben (Janssen & Laatz, 2017).
Da das arithmetische Mittel gegen Ausreißer empfindlich ist (Janssen & Laatz,
2017), wurde der Median zusätzlich berechnet. Der Modus wurde berechnet, um
einen Überblick über den häufigsten vorkommenden Wert zu erhalten. Als Streu-
ungsmaß wurde die Standardabweichung σ berechnet, das die durchschnittliche
Abweichung der Merkmalswerte vom arithmetischen Mittel ausgibt. Diese wird
als positive Quadratwurzel aus der Varianz gewonnen (Kelava & Moosbrugger,
2020), weshalb auf die Varianz in der vorliegenden Arbeit verzichtet wird. Außerdem wurde die Schiefe S sowie die Kurtosis für jedes Item ausgegeben sowie
die Verteilung jedes Items grafisch durch ein Histogramm dargestellt. Ebenso
wurde der t-Wert der Schiefe (Quotient aus Schiefe-Wert und Standardfehler
der Schiefe) berechnet. Wenn dieser $<\pm2,00$ ist, kann von einer Normalverteilung ausgegangen werden (Kline, 2015). Ebenso wurde der KS-Wert (p-Wert)
des KS-Tests ausgegeben, um zu prüfen, ob eine Normalverteilung vorliegt.

5.8.2.1 Itemschwierigkeit

Items weisen unterschiedliche Lösungs- bzw. Zustimmungsraten auf. Diese sind
als Itemschwierigkeiten quantifizierbar, die wesentlich die Verteilung der Testwerte beeinflussen (Döring & Bortz, 2016). Das durchschnittliche Antwortniveau
eines Items wird als die Itemschwierigkeit beschrieben. Bei intervallskalierten
Daten, wie die hier vorliegenden, stellt die Itemschwierigkeit das arithmetische
Mittel des Items dar. Die Standardisierung des arithmetischen Mittels erfolgt
i. d. R. am potenziell erreichbaren Minimum und Maximum des Wertebe-
reichs der Itemschwierigkeit. Items von mittlerer Schwierigkeit werden nach dem
Ansatz der KTT (Abschnitt 5.1. Hintergrund: Klassische Testtheorie) bevorzugt,
da sie einen höheren Informationsgehalt beinhalten. Dagegen werden Items mit
hoher Itemschwierigkeit als problematisch betrachtet, da hierdurch Boden- oder
Deckeneffekte entstehen (Wirtz, 2021a). Die Konstruktion eines Tests sollte so
erfolgen, dass die Testpersonen unterschiedliche Antworten auf ein Item geben
(Kelava & Moosbrugger, 2020). Die Itemschwierigkeit wurde in der vorliegenden
Arbeit durch das arithmetische Mittel der Items betrachtet, das möglichst in der
Mitte der Skala liegen sollte. Ideal wäre bei einer sechsstufigen Skala wie der
vorliegenden, wenn der Durchschnittswert bei drei liegen würde. Die Streuung
sollte möglichst groß sein (Janssen & Laatz, 2017).

5.8.2.2 Itemtrennschärfe

Die Itemtrennschärfe gibt an, wie gut die Beantwortung des betreffenden Items das Gesamtergebnis vorhersagt (Döring & Bortz, 2016). Das deskriptive Maß der Stärke des Zusammenhangs eines Items mit den aggregierten Werten aller Items der Skala entspricht der Itemtrennschärfe (Wirtz, 2021a). Die Übereinstimmung der Merkmalsdifferenzierung des jeweiligen Items mit der Merkmalsdifferenzierung, die alle Items gemeinsam ermöglichen, wird durch die Trennschärfe ausgegeben (Kelava & Moosbrugger, 2020). Die korrigierte Itemtrennschärfe (r_{it}) sollte bevorzugt werden. Akzeptable Werte werden ab $r_{it} > 0{,}40$ festgelegt (Wirtz, 2021a). Die korrigierte Itemtrennschärfe wurde in der vorliegenden Arbeit für alle Items berechnet. Um zu sehen, ob sich diese änderte, wenn Items begründet eliminiert wurden, wurde diese erneut für alle nicht eliminierten Items berechnet.

Zusammengefasst war die Berechnung der genannten Werte der Itemanalyse notwendig, um so einerseits die Voraussetzung der Normalverteilung für inferenzstatistische Verfahren zu gewährleisten (Döring & Bortz, 2016), andererseits aber auch um die Art und Zusammensetzung der Items und so die Qualität des Fragebogens zu prüfen (Döring & Bortz, 2016). Es wurde erfasst, welche Items die Selektionskriterien zur Erfassung der / des identifizierten Faktoren / Faktors erfüllen (Wirtz, 2021a).

5.8.3 Skalenanalyse

Die Skalenanalyse bestimmt die Messqualität der aggregierten Itemwerte (Wirtz, 2021e), die im Folgenden erläutert wird.

5.8.3.1 Reliabilitätsanalyse

Zur Berechnung der Zuverlässigkeit für die Gesamtskala wird der Reliabilitätskoeffizient Cronbachs Alpha (α) bestimmt. Dieser stellt eine Standardschätzformel als Reliabilitätsmaß dar. Er bestimmt die interne Konsistenz einer Skala (Hossiep, 2021). Cronbachs Alpha beruht auf der Korrelation aller Items untereinander (Janssen & Laatz, 2017). Die Höhe von Cronbachs Alpha hängt davon ab, welches Verhältnis die Summe der einzelnen Itemvarianzen zur Gesamtvarianz der Testskala und deren Itemanzahl aufweist (Hossiep, 2021). Bei psychometrischen Verfahren wird eine zufriedenstellende Reliabilität durch folgende Werte erreicht: $\alpha \geq 0{,}70$ akzeptabel, $\alpha \geq 0{,}80$ gut und $\alpha \geq 0{,}90$ sehr gut (Janssen & Laatz, 2017). Werte $\leq 0{,}50$ sind nicht akzeptabel (Hossiep, 2021). Cronbachs Alpha wurde in der vorliegenden Arbeit für jeden identifizierten Faktor bestimmt, um so die interne Konsistenz der Skala zu prüfen.

Die Reliabilitätsanalyse bezog sich in dieser Arbeit auf die Überprüfung der Hypothese 2. Für diese Hypothese wird im Folgenden sowohl die Nullhypothese H_0 als auch die Alternativhypothese H_1 formuliert.

Hypothese 2

- H_0: Das Messinstrument kann die Kompetenzfacetten von Hebammen nicht reliabel erfassen.
- H_1: Das Messinstrument kann die Kompetenzfacetten von Hebammen reliabel erfassen.

5.8.3.2 Skalenmittelwert(e)

Anschließend wurden anhand der / des extrahierte(n) Faktoren / Faktors Skalenmittelwert(e) gebildet.

Der durchschnittliche Wert für alle Items, welche einem Konstrukt zugehören, wird *Skalenmittelwert* genannt. Neue Variablen werden auf SPSS erstellt. Die Variable beinhaltet den Mittelwert aller Items, die zu diesem Faktor gehören (Grünwald, 2019). Die / Der Skalenmittelwert(e) ergaben / ergab sich entsprechend der dimensionalen Struktur des Fragebogens. Anhand der berechneten Skalenmittelwert(e) erfolgte(n) in der vorliegenden Arbeit weitere Berechnungen, die sich schließlich den Signifikanztestungen widmeten.

5.9 Signifikanztestungen

Auf der Basis von wahrscheinlichkeitstheoretischen Modellen können Zufallseinflüsse bei der Analyse von Daten mit Hilfe statistischer Tests berücksichtigt werden. Signifikanztestungen sollen einerseits Hypothesen über die Grundgesamtheit prüfen, aus der die Stichprobe stammt und andererseits Unterschiede zwischen Gruppen prüfen (Janssen & Laatz, 2017). Signifikanztests stellen im Kontext der empirischen Sozialforschung eine weit verbreitete Form dar, um Hypothesen statistisch zu überprüfen. Die Hypothesentests treffen eine Entscheidung über die Gültigkeit einer Hypothese in der Population anhand von Stichprobendaten. Es wird ein Hypothesenpaar geprüft, das einerseits aus der Alternativhypothese H_1 (erwartete Populationseffekt) und der gegensätzlichen Nullhypothese H_0 (kein erwarteter Populationseffekt) besteht. Ein Stichprobenergebnis, welches unter der Annahme der Gültigkeit der H_0 sehr unwahrscheinlich ist ($\leq\alpha$), muss die Nullhypothese H_0 verwerfen. Stattdessen wird die Alternativhypothese H_1 angenommen. Dies führt zu einem signifikanten Ergebnis. Wenn allerdings das gefundene Stichprobenergebnis unter der Annahme der Gültigkeit der H_0 wahrscheinlich ist ($\geq\alpha$), darf die Alternativhypothese H_1 nicht angenommen werden. Es resultiert ein nicht signifikantes Ergebnis (Döring, 2020).

Der Nullhypothesentest stellt der klassische Signifikanztest dar. Dieser gibt aus, mit welcher relativen Häufigkeit ein Stichprobenergebnis zu erwarten wäre, wenn die Nullhypothese H_0 in der Population gelten würde. Theoretisch würden unendlich viele Stichproben gezogen werden. Etabliert ist ein Signifikanzniveau von 5,00 % ($\alpha \leq 0,05$). Bei großem Stichprobenumfang können sehr kleine, unbedeutende Effekte bereits statistisch signifikant werden. Aufgrund dessen ist die Effektgröße zu beachten, um so die Bedeutsamkeit des Ergebnisses inhaltlich zu diskutieren (Döring, 2020). In der vorliegenden Arbeit wurde hierfür Cohens d als Maß der Effektgröße angewendet. Eine Unterteilung d = |0,20| (kleiner Effekt), d = |0,50| (mittlerer Effekt) und d = |0,80| (großer Effekt) wurde hierbei festgelegt (Cohen, 1988). Weiter fand in der vorliegenden Arbeit der parametrische Test t-Test bei unabhängigen Stichproben Anwendung. Der t-Test beruft auf der t-Verteilung und testet die Signifikanz der Unterschiede zwischen den arithmetischen Mittelwerten zweier abhängiger oder unabhängiger Stichprobenverteilungen. Die Nullhypothese H_0 besagt, dass kein Mittelwertsunterschied in der Population vorliegt, während die Alternativhypothese H_1 einen Mittelwertsunterschied der Population postuliert (Wirtz, 2020b). Die Voraussetzungen für den t-Test für unabhängige Stichproben stellen folgende dar: Unabhängige Stichproben, die Testvariable ist metrisch, Normalverteilung der Prüfgröße und Varianzhomogenität (Janssen & Laatz, 2017).

In der vorliegenden Arbeit wurde der t-Test für unabhängige Stichproben angewendet, um so Signifikanztestungen der Mittelwertsunterschiede vorzunehmen und so mögliche Unterschiede in den Einschätzungen kompetenter Hebammentätigkeit der beiden untersuchten Gruppen zu identifizieren. Die beiden unabhängigen Gruppen stellten in diesem Fall die akademisierten Hebammen und die nicht akademisierten Hebammen dar. Um die Voraussetzungen für den t-Test zu erfüllen, wurde die Normalverteilung anhand des KS-Tests geprüft (Abschnitt 5.8.2 Itemanalyse). Die Varianzhomogenität wurde dagegen durch den Levene-Test untersucht. Dieser stellt eine besondere Variante des F-Tests dar, welcher die Homogenität von Varianzen prüft. Das Signifikanzniveau wurde auf 5,00 % ($\alpha \leq 0,05$) festgesetzt (Janssen & Laatz, 2017).

Es wurden zwei t-Test für unabhängige Stichproben durchgeführt. Ein t-Test verglich die Hebammen, die sich noch in der Ausbildung / dem Studium zur Hebamme befanden (Hebammen Auszubildende und Hebammen Studierende). Ein weiterer t-Test verglich dagegen bereits zugelassene Hebammen, die entweder hochschulisch oder fachschulisch ausgebildet wurden. Dem lag zugrunde, dass sich die noch in der Ausbildung / im Studium befindenden Hebammen sowie die bereits zugelassenen Hebammen in ihren Einschätzungen kompetenter Hebammentätigkeit verglichen werden sollten, da hierdurch eine jeweilige Vergleichsgruppe ermöglicht wurde. Diese befand sich in einem ähnlichem Berufsstadium.

Es ist anzumerken, dass die Unterscheidung zwischen akademisierten und nicht akademisierten Hebammen Bezug auf die hochschulische und fachschulische Ausbildung der Hebamme nahm. Eine sekundäre Akademisierung der Hebamme (bspw. über ein Studium einer Bezugswissenschaft) wurde nicht als akademisierte Hebamme in der vorliegenden Arbeit beachtet. Dem lag zugrunde, dass sich die Weiterentwicklung des Hebammenstudiums und die Akademisierung des Hebammenberufs von Grund auf etabliert, also von der Primärqualifizierung zur Hebamme über ein Studium. Somit qualifizierte in der vorliegenden Arbeit nur ein primärqualifizierendes Hebammenstudium zur akademisierten Hebamme.

Konkret wurde auf SPSS der t-Test bei unabhängigen Stichproben angewendet. Die Testvariable, also die abhängige nominalskalierte Variable, stellten dabei der / die Skalenmittelwert(e) dar. Der / die Skalenmittelwert(e) wurde(n) in dem t-Test mit den unabhängigen Stichproben auf Mittelwertsunterschiede geprüft. Die Gruppierungsvariable stellte das Item I11 (Beruf des medizinischen Personals) dar. Die Variablenwerte der beiden zu vergleichenden Gruppen wurden wie folgt definiert:

t-Test für Studierende / Auszubildende Hebammen

Gruppe 1 (akademisierte Hebammen)	=	Hebammenwissenschaft
		Studierende
Gruppe 2 (nicht akademisierte Hebammen)	=	Hebammen Auszubildende

t-Test für hochschulisch / fachschulisch ausgebildete Hebammen

| Gruppe 1 (akademisierte Hebammen) | = | Hebamme hochschulisch ausgebildet |
| Gruppe 2 (nicht akademisierte Hebammen) | = | Hebamme fachschulisch ausgebildet |

Die Signifikanztestungen bezogen sich in dieser Arbeit auf die Überprüfung der Hypothese 3 und 4. Für diese Hypothese wird im Folgenden die Nullhypothese H_0 sowie die Alternativhypothese H_1 formuliert.

Hypothese 3

* H_0: Die Studierenden und Auszubildenden Hebammen unterscheiden sich in ihren Einschätzungen der Merkmale kompetenter Hebammentätigkeit nicht signifikant.
* H_1: Die Studierenden und Auszubildenden Hebammen unterscheiden sich in ihren Einschätzungen der Merkmale kompetenter Hebammentätigkeit signifikant.

Hypothese 4

* H_0: Die fachschulisch ausgebildeten und hochschulisch ausgebildeten Hebammen unterscheiden sich in ihren Einschätzungen der Merkmale kompetenter Hebammentätigkeit nicht signifikant.
* H_1: Die fachschulisch ausgebildeten und hochschulisch ausgebildeten Hebammen unterscheiden sich in ihren Einschätzungen der Merkmale kompetenter Hebammentätigkeit signifikant.

Die Syntax zu all diesen beschriebenen Berechnungen findet sich im Anhang 5 des elektronischen Zusatzmaterials wieder.

5.10   Add-on: Einordnung der Items in Bedeutungs-Gruppierungen zur Sicherung der praktischen Relevanz

Zur Sicherung der praktischen Relevanz der vorliegenden Studie wurden die einzelnen Items nochmals unter einem weiteren Aspekt, unabhängig der psychometrischen Prüfung, genauer betrachtet. Dieser Aspekt diente als Add-on und ist unabhängig von den anderen Analysen zu betrachten[7]. Der Grund lag darin, dass aus der vorliegenden Arbeit u. a. hervorgehen sollte, welche Aspekte insbesondere für das Kompetenzrad des Studiengangs der Hebammenwissenschaft in Tübingen wichtig sind (Abschnitt 2.2.1.1 Kompetenzmodell und Kompetenzrad Hebammenwissenschaft in Tübingen). Um diesem Anspruch gerecht zu werden, sollte neben der psychometrischen Prüfung der Fragebogenstruktur eine deskriptive Betrachtung jedes einzelnen Items erfolgen. Konkret wurde das arithmetische Mittel jedes Items betrachtet, um den Grad der Zustimmung bzw. der Einschätzung der Priorität des Items und somit auch der inhaltlichen Relevanz für die Zielgruppe der Hebammen zu erfahren. Die Items wurden tabellarisch aufgeteilt in folgende Gruppierungen, um so deutlich zu machen, welche Items einen besonderen Grad an Zustimmung / Priorität erfahren und welche weniger. Auf diese Weise konnten praktische Schlüsse gezogen werden, welche Inhalte von besonderer Bedeutung für die Kompetenzerlangung vor dem Hintergrund der Akademisierung des Hebammenberufs sind.

- $\bar{x} = [1,00; 2,00]$ während 1,00 (Höchste Priorität) und 2,00 (Hohe Priorität)
  = Inhalt des Items ist von besonders hoher Bedeutung für die befragten Hebammen
- $\bar{x} = [2,00; 3,00]$ während 2,00 (Hohe Priorität) und 3,00 (Eher hohe Priorität)
  = Inhalt des Items ist von hoher Bedeutung für die befragten Hebammen
- $\bar{x} = [3,00; 4,00]$ während 3,00 (Eher hohe Priorität) und 4,00 (Eher niedrige Priorität)
  = Inhalt des Items ist von wenig hoher Bedeutung für die befragten Hebammen
- $\bar{x} = [4,00; 5,00]$ während 4,00 (Eher niedrige Priorität) und 5,00 (Niedrige Priorität)

---

[7] Da es sich hier um ein Add-on handelt, welches ausschließlich zur Sicherung der praktischen Relevanz der Ergebnisse im Hinblick auf die Studiengangs-Entwicklung in Tübingen dient und es sich um Deskriptivstatistik handelt, liegt diesem Aspekt keine Hypothese zugrunde.

    = Inhalt des Items ist von geringer Bedeutung für die befragten Hebammen
- $\bar{x} = [5,00; 6,00]$ während 5,00 (Niedrige Priorität) und 6,00 (Keine Priorität)
    = Inhalt des Items ist von keiner Bedeutung für die befragten Hebammen

5.11   Umgang mit fehlenden Werten

Fehlende Werte (Missing Data) stellen Werte dar, die unerwartet im vorhandenen Datensatz nicht vorliegen. Diese sind als Merkmalsausprägung empirisch vorhanden (Leonhart, 2022). Missing-Data-Prozesse sind jene Prozesse, die dem Auftreten von fehlenden Daten zugrunde liegen. Fehlende Werte können auftreten, wenn beispielsweise das Forschungsdesign dies befördert. Dem kann z. B. eine komplexe Erhebungsmethode oder ein zu langer Fragebogen zugrunde liegen. Auch organisatorische Aspekte können Gründe für fehlende Daten sein oder der Zeitpunkt der Datenerhebung (Leonhart, 2021). Es kann ebenfalls auftreten, dass Teilnehmende eine Antwortmöglichkeit übersehen oder die Antwortvergabe vergessen. Allerdings kann auch eine Verweigerung der Antwortvergabe durch Teilnehmende zu fehlenden Werten führen. Um die Validität der statistischen Auswertung zu garantieren, ist es von hoher Relevanz, dass systematische Missing-Data-Prozesse vermieden werden. Drei Typen von Missing-Data-Prozessen können auftreten: (1) Missing Completely at Random (MCAR), (2) Missing at Random (MAR), (3) Missing not at Random (MNAR) (Leonhart, 2022). Hierbei lassen sich je nach Prozess unterschiedliche Möglichkeiten des Umgangs mit fehlenden Werten ausfindig machen. Bei mehr als fünf Prozent fehlender Werte im Datensatz sollte eine systematische Missing-Data-Diagnose stattfinden (Leonhart, 2022). In der vorliegenden Erhebung wurde bereits durch die Erhebungsmethode fehlende Werte vermieden. Das Online-Befragungsprogramm *LimeSurvey*, in das der Fragebogen der Studie eingebettet war, ermöglichte, dass in der Befragung erst der nächste Fragenblock angezeigt wurde, wenn bei allen Fragen eine Antwortmöglichkeit ausgewählt wurde. Außerdem gab es keine neutrale Antwortmöglichkeit wie beispielsweise *keine Angabe / weiß ich nicht*, um auch auf diese Weise die Teilnehmenden zu einer Auswahl einer Antwort der sechsstufigen Skala zu forcieren. Die rückläufigen Fragebögen konnten so vollständig ausgewertet werden.

5.12 Forschungsethik

Für die vorliegende Studie wurde ein Ethikvotum der Ethikkommission der Medizinischen Fakultät der Eberhards-Karls-Universität und am Universitätsklinikum Tübingen eingeholt. Ein Ethik-Antrag wurde entsprechend der Vorgaben dieser Ethikkommission verfasst und am 23.12.2021 eingereicht. Am 07.03.2022 erfolgte eine erste Rückmeldung zum eingereichten Ethik-Antrag. Dieser forderte eine Überarbeitung des Datenschutz-Teilbereichs des Antrags. Nachdem dies überarbeitet und vom Datenschutz-Beauftragten der Universität Tübingen geprüft wurde, erfolgte die Nachreichung am 23.03.2022. Die finale Genehmigung zum Ethik-Antrag erfolgte am 22.04.2022 (Nummer: 972/2021B02).

5.13 Datenschutz

Nach Artikel 4 Nr. 1 der Datenschutz-Grundverordnung (DSGVO) stellen personenbezogene Daten Informationen dar, die sich auf eine identifizierte oder identifizierbar natürliche Person beziehen oder beziehbar sind und so Rückschlüsse auf deren Persönlichkeit zulassen (Datenschutz-Grundverordnung, DSGVO, 2016). Im Rahmen dieses Forschungsvorhabens wurden personenbezogene Daten erhoben (Alter, Geschlecht, Religionszugehörigkeit, beruflicher Ausbildungsabschluss, beruflicher Ausbildungsabschluss der Eltern, Erwerbssituation, Beruf, allgemeinbildender Schulabschluss, Familienstand, Haushaltsstand, Anzahl der Kinder, Schwangerschaft). Nach Artikel 4 Nr. 11 DSGVO ist die Erhebung und Verarbeitung von personenbezogenen Daten ohne Einverständnis der Auskunftsperson grundsätzlich nicht zugelassen. Diese Einwilligung unterliegt den Anforderungen der Freiwilligkeit, der Informiertheit, der Unmissverständlichkeit und der Zweckbestimmung. Auch über ihre Rechte müssen die Teilnehmenden aufgeklärt werden (Anspruch auf Auskunft, Löschung und Widerruf). Ebenso ist über die Dauer der Datenaufbewahrung und -verarbeitung sowie den Verbleib der Daten nach Ablauf der Frist zu informieren. Die Daten sollten außerdem vor dem Zugriff von Unbefugten geschützt sein. Den Teilnehmenden ist mitzuteilen, dass bei einer Nicht-Teilnahme oder bei einem Widerruf keine Nachteile entstehen (DSGVO, 2016). Über den Zweck, Inhalt und Ziele des Forschungsvorhabens wurden die Teilnehmenden in der vorliegenden Befragung informiert. Der Zweck der Datenerhebung stellte in diesem Fall wissenschaftliche Zwecke nach § 13 LDSG BW (Landesdatenschutzgesetz, 2018) dar. Die Einwilligungserklärung erschien zu Beginn der Online-Umfrage, nachdem über den Zweck, Inhalt und Ziele des Forschungsvorhabens aufgeklärt wurde.

Dieses Einwilligungserklärung beinhaltete die Bestandteile der Freiwilligkeit,
Informiertheit, volles Verständnis, Rücktrittsmöglichkeit sowie des Widerrufs
ohne Nachteile. Mit dem Online-Anbieter *LimeSurvey* wurde gemäß Artikel 28
DSGVO (DSGVO, 2016) eine Vereinbarung zwischen dem Universitätsklinikum
Tübingen und *LimeSurvey* zur Auftragsverarbeitung abgeschlossen. Nach Ablauf
der Online-Befragung wurden die Befragungsdaten auf SPSS auf interne Server
des Universitätsklinikums exportiert, auf welche ausschließlich befugte Wissenschaftlerinnen und Wissenschaftler Zugriff hatten (passwortgeschützt). Nach
erfolgreichem Export wurden die Erhebungsdaten auf *LimeSurvey* unwiderruflich
gelöscht. Die Daten wurden nach der Verarbeitung zu Forschungszwecken für 10
Jahre gemäß den Empfehlungen der Deutschen Forschungsgemeinschaft (DFG)
(Deutsche Forschungsgemeinschaft, DFG, 2015) elektronisch gespeichert. Eine
weitere Maßnahme bestand in der Führung eines Verzeichnisses von Verarbeitungstätigkeiten nach Artikel 30 Absatz 1 DSGVO. In Artikel 5 Absatz 2 DSGVO
wird die Rechenschaftspflicht beschrieben, wobei die Führung eines Verzeichnisses von Verarbeitungstätigkeiten ein Baustein darstellte. Die Pseudonymisierung
der Daten erfolgte gemäß Artikel 4 Absatz 5 der DSGVO. Eine Entkopplung
des Personenbezugs und eine Zuweisung von Pseudonymen erfolgte. Daten, die
eine Identifikation erlauben würden, wurden so durch einen Code ersetzt. Pseud-
onymisierte Daten nach DSGVO waren durch eine Verschlüsselung, in diesem
Fall durch die Verwendung einer Identifikationsnummer, geschützt. Die Teilnehmenden erstellten die Identifikationsnummer nach einer Anleitung selbst. Diese
Identifikationsnummer diente einerseits im Falle eines Widerspruchs oder der
Löschung nach Artikel 17 und 21 der DSGVO der Erkennung des betroffe-
nen Datensatzes (DSGVO, 2016) sowie zur erhöhten Qualität des Datensatzes
(Erkennung von doppelter Teilnahme einer Person).

5.14   Literaturrecherche und -auswahl

Die vorliegende Arbeit stellt eine empirische Arbeit dar, weshalb im Folgenden nur die grobe Vorgehensweise zur Literatursuche und Literaturauswahl
beschrieben wird.

Im Zeitraum von Februar 2022 bis Juli 2022 (letztes Suchdatum: 08.06.2022)
wurde eine Literaturrecherche durchgeführt. Dabei wurde insbesondere in der
Datenbank *PubMed* nach relevanten Fachartikeln für die jeweils fokussierte
Thematik recherchiert. Relevante Fachbücher wurden durch *SpringerLink* ausfindig gemacht. Entsprechend der fokussierten Thematik wurden englische oder
deutsche Suchkomponenten festgelegt und anhand der booleschen Operatoren

zusammengesetzt (beispielsweise „Midwifery" AND „competence"). Definitionen und Erläuterungen von relevanten Begriffen wurden hauptsächlich durch das *Dorsch-Lexikon der Psychologie* (https://dorsch.hogrefe.com) recherchiert. Außerdem wurde relevante Literatur anhand des Schneeballsystems ausfindig gemacht. In Fachartikeln sowie Fachbüchern, ebenso in den Artikeln des *Dorsch–Lexikons der Psychologie* wurde das Literaturverzeichnis gesichtet, um so auf weitere, für den fokussierten Fachbereich relevante Literatur zu identifizieren. Sowohl englischsprachige als auch deutschsprachige Literatur wurde berücksichtigt. Ein Fokus lag ebenso auf der Aktualität der ausgewählten Literatur. Die Literatur wurde durch das Literaturverwaltungsprogramm *Bookends* verwaltet.

Ergebnisse

6

In diesem Kapitel werden die Ergebnisse der durchgeführten Analysen aufgezeigt. Zunächst wird die deskriptive Statistik dargestellt, während die Testanalyse folgt. Im Anschluss daran werden die Ergebnisse der Signifikanzberechnungen aufgezeigt, um schließlich ein Add-on darzulegen, welches die praktische Relevanz der Ergebnisse sichert. Das Kapitel schließt mit der Betrachtung der Gütekriterien ab.

6.1 Deskriptive Statistik

Die soziodemographischen Charakteristika der Studienteilnehmenden sind in Tabelle 6.1 dargestellt[1]. 100,0 % (N = 101) der Teilnehmenden gehören dem weiblichen Geschlecht an. 24,8 % (N = 25) der Teilnehmenden sind zwischen 40 und 49 Jahre alt, während nur 17,8 % (N = 18) der Teilnehmenden zwischen 21 und 29 Jahre alt sind. Über die Hälfte der Teilnehmenden sind verheiratet 61,4 % (N = 62), wogegen 29,7 % (N = 30) ledig sind. 72,3 % (N = 73) wohnen in einem Haushalt mit einer oder einem Partnerin oder Partner. Fast alle Teilnehmenden (97,0 %, N = 98) sind nicht schwanger. 27,7 % (N = 28) haben

---

[1] Im Text werden Dezimalzahlen und Kommaangaben auf ein oder zwei Nachkommastellen gerundet (mit der Ausnahme von Cronbachs Alpha auf drei Nachkommastellen), während diese in den Tabellen auf ein bis drei Nachkommastellen dargestellt werden. In Tabellen wird auf das 0 vor dem Komma verzichtet, während dies im Fließtext dargestellt ist.

Ergänzende Information Die elektronische Version dieses Kapitels enthält Zusatzmaterial, auf das über folgenden Link zugegriffen werden kann https://doi.org/10.1007/978-3-658-44873-8_6.

Tabelle 6.1 Soziodemographische Charakteristika der Studienteilnehmer/-innen bei N = 101

Merkmale	N (%)
Geschlecht	
Weiblich	101 (100,0)
Männlich	0 (0,0)
Divers	0 (0,0)
Alterskategorie in Jahren	
18–20	2 (2,0)
21–29	18 (17,8)
30–39	16 (15,8)
40–49	25 (24,8)
50–59	31 (30,7)
60–69	9 (8,9)
70 oder älter	0 (0,0)
Familienstand	
Verheiratet	62 (61,4)
Eingetragene Lebenspartnerschaft	1 (1,0)
Geschieden	8 (7,9)
Verwitwet	0 (0,0)
Ledig	30 (29,7)
Partnerschaft im Haushalt	
Ja	73 (72,3)
Nein	28 (27,7)
Schwangerschaft	
Ja	3 (3,0)
Nein	98 (97,0)
Kinder	
Ein Kind	11 (10,9)
Zwei Kinder	28 (27,7)
Drei Kinder	21 (20,8)
Vier oder mehr Kinder	9 (8,9)
Nein	32 (31,7)

(Fortsetzung)

Tabelle 6.1 (Fortsetzung)

Merkmale	N (%)
Höchster allgemeinbildender Schulabschluss	
Kein Abschluss	0 (0,0)
Hauptschulabschluss	0 (0,0)
Polytechnische Oberschule der DDR mit Abschluss der 8. oder 9. Klasse	0 (0,0)
Realschulabschluss (Mittlere Reife)	15 (14,9)
Polytechnische Oberschule der DDR mit Abschluss der 10. Klasse	1 (1,0)
Fachhochschulreife	8 (7,9)
Abitur / Allgemeine oder fachgebundene Hochschulreife	77 (76,2)
Anderer Schulabschluss	0 (0,0)
Höchster beruflicher Ausbildungsabschluss	
Keinen beruflichen Abschluss	1 (1,0)
Noch in beruflicher Ausbildung	10 (9,9)
Abgeschlossene Berufsausbildung	56 (55,4)
Abschluss einer Meister- oder Technikerschule	0 (0,0)
Bachelor	11 (10,9)
Diplom	7 (6,9)
Master, Magister, Staatsexamen	13 (12,9)
Promotion	2 (2,0)
Habilitation	1 (1,0)
Anderen beruflichen Abschluss	0 (0,0)
Höchster beruflicher Ausbildungsabschluss der Eltern	
Keinen beruflichen Abschluss	3 (3,0)
Noch in beruflicher Ausbildung	0 (0,0)
Abgeschlossene Berufsausbildung	39 (38,6)
Abschluss einer Meister- oder Technikerschule	11 (10,9)
Bachelor	1 (1,0)
Diplom	20 (19,8)
Master, Magister, Staatsexamen	16 (15,8)
Promotion	6 (5,9)
Habilitation	2 (2,0)

(Fortsetzung)

Tabelle 6.1 (Fortsetzung)

Merkmale	N (%)
Anderen beruflichen Abschluss	3 (3,0)
Erwerbssituation	
Vollzeiterwerbstätig	58 (57,4)
Teilzeiterwerbstätig	24 (23,8)
Altersteilzeit	0 (0,0)
Geringfügig erwerbstätig	1 (1,0)
„Ein-Euro-Job" (bei Bezug von Arbeitslosengeld II)	0 (0,0)
Andere Berufsausübung	0 (0,0)
Gelegentlich oder unregelmäßig beschäftigt	0 (0,0)
In einer beruflichen Ausbildung/Lehre mit Verdienst	4 (4,0)
In Umschulung	0 (0,0)
Freiwilliger Wehrdienst	0 (0,0)
Bundesfreiwilligendienst oder Freiwilliges Soziales Jahr	0 (0,0)
Mutterschafts-, Erziehungsurlaub, Elternzeit oder sonstige Beurlaubung	1 (1,0)
Schülerin oder Schüler an einer allgemeinbildenden Schule	1 (1,0)
Studierende	9 (8,9)
Rentnerin oder Rentner, Pensionärin oder Pensionär, im Vorruhestand	2 (2,0)
Arbeitslose	0 (0,0)
Dauerhaft Erwerbsunfähige	0 (0,0)
Hausfrauen/Hausmänner	0 (0,0)
Sonstiges	1 (1,0)
Beruf des medizinischem Fachpersonals	
Hebammen Auszubildende	7 (6,9)
Hebammenwissenschaft Studierende	10 (9,9)
Hebamme (Fachschulisch ausgebildet)	72 (71,3)
Hebamme (Hochschulisch ausgebildet)	12 (11,9)
Ärztin oder Arzt	0 (0,0)
Psychologin oder Psychologe	0 (0,0)
Sonstiges medizinisches Fachpersonal	0 (0,0)
Religionszugehörigkeit	

(Fortsetzung)

Tabelle 6.1 (Fortsetzung)

Merkmale	N (%)
Ja	59 (58,4)
Nein	42 (41,6)

zwei Kinder und 31,7 % (N = 32) keine Kinder. 14,9 % (N = 15) der Teilnehmenden geben als höchsten allgemeinbildenden Schulabschluss die Mittlere Reife an, wobei 76,2 % (N = 77) ein Abitur / allgemeine oder fachgebundene Hochschulreife angeben. Über die Hälfte (55,4 %, N = 56) der Teilnehmenden weisen eine abgeschlossene Berufsausbildung als höchsten beruflichen Ausbildungsabschluss auf. Dagegen weisen 10,9 % (N = 11) einen Bachelorabschluss und 12,9 % (N = 13) einen Masterabschluss auf. 38,6 % (N = 39) der Teilnehmenden geben an, dass ihre Eltern als höchsten beruflichen Ausbildungsabschluss die abgeschlossene Berufsausbildung innehalten. Mehr als die Hälfte der Teilnehmenden (57,4 %, N = 58) sind Vollzeiterwerbstätig, während 23,8 % (N = 24) Teilzeiterwerbstätig sind. Die Mehrheit der Befragten geben an, eine fachschulisch ausgebildete Hebamme zu sein (71,3 %, N = 72). 11,9 % (N = 12) stellen hochschulisch ausgebildete Hebammen dar. 9,9 % (N = 10) der Teilnehmenden sind Hebammen Studierende, wogegen 6,9 % (N = 7) der Teilnehmenden Hebammenauszubildende sind[2]. 58,5 % (N = 59) der Befragten gehören einer Religion an.

6.2 Testanalyse

6.2.1 Dimensionalitätsprüfung: Exploratorische Faktorenanalyse

Die Voraussetzung der exploratorischen Faktorenanalyse stellt die Normalverteilung des Datensatzes dar, die hier gegeben ist. Dies wird in Abschnitt 6.2.2 Itemanalyse geprüft.

Die Kommunalitäten der Items nach der Extraktionsmethode der Hauptkomponentenanalyse sind in Anhang 2 des elektronischen Zusatzmaterials dargestellt.

---

[2] Wird im folgenden Verlauf in Bezug auf die erlangten Ergebnisse der Terminus „Hebamme" verwendet, so sind hier auch die Auszubildenden und Studierenden Hebammen inbegriffen. Es wird nicht jedes Mal ausdrücklich die Bezeichnung der *angehenden* Hebammen hinzugefügt aufgrund der besseren Lesbarkeit.

Dabei liegen alle Kommunalitäten $h^2_i > 0,40$. Dies bedeutet, dass der Anteil der gesamten Varianz einer Variable, der auf die gemeinsamen Faktoren zurückgeführt werden kann, bei allen Variablen akzeptabel ist. Die Information einer Variable ist entsprechend in den Faktoren gesamt erhalten. Die höchste Kommunalität weist dabei das Item II4 $h^2_i = 0,85$ auf, während die niedrigste Kommunalität bei Item VIII2 $h^2_i = 0,60$ aufzufinden ist. Auf Basis der Kommunalitäten gehen zwar noch keine Informationen zur Faktorenextraktion hervor. Es kann allerdings bereits festgehalten werden, dass Hinweise für geeignete Items für die Faktorenlösung vorliegen.

In Tabelle 6.2 sind die Faktoreneigenwerte und die erklärte Gesamtvarianz aufgeführt. Nach dem Kaiser-Guttmann-Kriterium (Eigenwert >1,00) können 15 bedeutsame Faktoren extrahiert werden. Dabei klären diese 15 Faktoren 73,25 % der ursprünglichen Informationen, die alle Items innehalten, auf. Hierbei bleiben 26,75 % der Varianz durch die extrahierten Faktoren unerklärt. Faktor 1 weist einen Eigenwert von 20,37 auf, dieser erklärt 32,85 % der Gesamtvarianz. Faktor 2; 3; 4 und 5 liegen mit ihren Eigenwerten >2,00. Gemeinsam mit Faktor 1 werden durch diese 5 Faktoren 50,37 % der Gesamtvarianz aufgeklärt. Die weiteren 10 Faktoren liegen zwischen einem Eigenwert von 1,86 und 1,05. Diese 10 Faktoren erklären weitere 22,88 % der Gesamtvarianz, was letztendlich die gesamten 73,25 % der Varianzerklärung durch die extrahierten Faktoren ausmacht. Bereits hier kann aufgrund des hohen Informationsgehaltes der ersten 5 Faktoren davon ausgegangen werden, dass höchstwahrscheinlich nicht mehr als 5 Faktoren bedeutsam sind. Das Screeplot, das in Abbildung 6.1 wiederzufinden ist, bietet zusätzlich zum Kaiser-Guttmann-Kriterium eine Möglichkeit, die bedeutsamen Faktoren zu extrahieren. Dabei ist die Anzahl der Faktoren auf der x-Achse dargestellt, während auf der y-Achse die Eigenwerte dargestellt sind. Es zeigt sich, dass der „Knick" des Eigenwertes beim dritten Faktor zu erkennen ist, entsprechend geht das Screeplot von einer 3-faktoriellen Lösung aus. Bereits beim Kaiser-Guttmann-Kriterium kann festgestellt werden, dass 3 Faktoren 43,17 % der Gesamtvarianz aufklären. In Kombination mit der grafischen Lösung des Screeplots kann nach diesen beiden Kriterien von einer 3-faktoriellen Lösung ausgegangen werden.

In Tabelle 6.3[3] sind die Itemladungen auf die extrahierten Faktoren aus der rotierten Komponentenmatrix dargestellt. Dies wird einmalig über alle Items hinweg berechnet. Dabei überschreiten 47 Items den Schwellenwert $\lambda' > 0,50$. All

---

[3] Die Bezeichnungen der Items in der vorliegenden Tabelle sowie den nachfolgenden Tabellen stellen eine Kurzfassung dar. Die ausführlichen Beschreibungen der Items finden sich im Anhang 3 und Anhang 4 des elektronischen Zusatzmaterials wieder.

Tabelle 6.2
Faktoreneigenwerte und
erklärte Varianz nach
Extraktionsmethode
Hauptkomponentenanalyse

Komponente	Eigenwert	% der Varianz	Kumulierte %
1	20,365	32,846	32,846
2	3,442	5,551	38,398
3	2,960	4,775	43,173
4	2,260	3,646	46,818
5	2,199	3,546	50,365
6	1,862	3,002	53,367
7	1,838	2,964	56,332
8	1,675	2,701	59,033
9	1,559	2,514	61,547
10	1,421	2,292	63,838
11	1,315	2,121	65,960
12	1,219	1,966	67,926
13	1,148	1,852	69,778
14	1,100	1,775	71,552
15	1,050	1,694	73,246

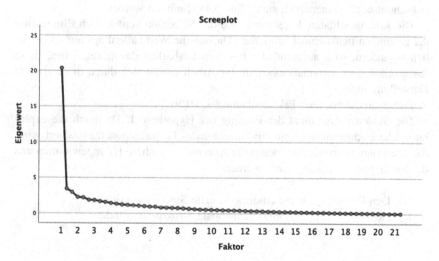

Abbildung 6.1 Screeplot, Darstellung Ausgabe SPSS

diese 47 Items laden auf denselben Faktor. 15 Items dagegen laden auf keinen Faktor, ihre Faktorenladungen überschreiten den Schwellenwert von $\lambda`>0,50$ nicht. Es wurde von allen 62 Items die Zweitladungen $\lambda`<0,50$ betrachtet, um hier womöglich einen zweiten relevanten Faktor zu identifizieren. Hier lässt sich kein Muster feststellen, weshalb die Zweitladung nicht aufgeführt ist. Werden die Items in der Itemanalyse, die in Tabelle 6.4 dargestellt ist, genauer betrachtet, so fällt auf, dass all diese Items mit geringer Faktorenladung ein $\bar{x}<3,00$ haben und somit eine geringe Itemschwierigkeit aufweisen und weniger Informationsgehalt innehalten. Im Hinblick auf die Itemtrennschärfe lässt sich bei den Items II2, VIII2 und IX11 eine $r_{it}>0,40$ feststellen. Dies bedeutet, dass diese Items keine akzeptable Merkmalsdifferenzierung vorhersagen. Diese Items werden daher aufgrund ihrer geringen Qualität eliminiert (II1, II2, III1, IV2, VII2, VII4, VII8, VII13, VIII2, VIII5, IX9, IX10, IX11, IX12, IX13). Eine erneute rotierte Komponentenmatrix wird nach der Extraktion dieser Items durchgeführt, um zu prüfen, ob sich die Faktorenlösung durch die Elimination dieser Items verändert. Nach der Elimination dieser Items ist jede einzelne Faktorenladung der 47 Items $\lambda`>0,50$. Es lässt sich also festhalten, dass eine einfaktorielle Lösung extrahiert werden kann, nachdem 15 Items aufgrund der zu geringen Faktorenladung und zu geringer Itemschwierigkeit sowie teilweise zu geringer Itemtrennschärfe (Abschnitt 6.2.2 Itemanalyse, siehe Tab. 6.4) eliminiert werden.

Die Kommunalitäten, Eigenwerte und das Screeplot werden nach Elimination der genannten Items erneut betrachtet. Da sich die Werte allerdings nicht wesentlich verändern, wird aufgrund der besseren Lesbarkeit davon abgesehen, diese darzustellen. Der Informationsgehalt der Arbeit erhöht sich durch diese erneute Darstellung nicht.

Fett gedruckt bedeutet Faktorenladung $\lambda`>0,50$

Die Skalenanalyse dient der Prüfung der Hypothese 1. Da durch die exploratorische Faktorenanalyse ein eindimensionales Faktorenmodell extrahiert wird, das den Daten zugrunde liegt, kann die Alternativhypothese H_1 angenommen und die Nullhypothese H_0 abgelehnt werden.

X H_0: Den Daten liegt keine eindimensionale Struktur zugrunde.

✓ H_1: Den Daten liegt eine eindimensionale Struktur zugrunde.

Tabelle 6.3 Itemladungen auf extrahierte Faktoren aus rotierter Komponentenmatrix

Item	$\lambda^{`}_{1*}$	$\lambda^{`}_{2**}$
I1 Entscheidungs- und Handlungsfähigkeit der Hebamme	,315	–
I2 Rolle der Hebamme als Primärversorgende und Unterstützende	,479	–
I3 Aufrechterhaltung & Förderung Gesundheit der Frau	,545	,546
I4 Sicherheit, Effektivität und Effizienz der Versorgung	,525	,521
I5 Erkennung Betreuungsbedarf & Versorgung in Krisen	,583	,602
I6 Vermeidbare Interventionen unterlassen	,605	,615
II1 Erweiterung und Vertiefung theoretisches & wissenschaftliches Wissen	,413	–
II2 Planung & Reflektion im Sinne sicherer, effektiver und effizienter Versorgung	,557	,558
II3 Einflussfaktoren auf Gesundheit von Frau und Kind identifizieren	,652	,650
II4 Verständnis rechtlicher & ethischer Prinzipien	,742	,756
II5 Burn out Prophylaxe	,521	,517
IV1 Erfüllung rechtlicher Vorgaben & Unterstützung Evidenzbasierung	,527	,520
IV2 Physiologische Unterstützung des Prozesses & evidenzbasiertes Handeln	,495	–
IV3 Einschätzung & Reaktion auf geburtshilfliche Risiken	,544	,530
IV4 Interne Evidenz der Hebamme	,527	,537
V1 Forschungskompetenz der Hebamme	,551	,545
V2 Bewerten und Ableiten von Erkenntnissen aus wissenschaftlichen Informationen	,629	,636
V3 Wissen über Frauengesundheit	,709	,723
V4 Traditionelles und erfahrungsbasiertes Wissen	,549	,563
V5 Berufsspezifische Anforderungen bewältigen	,624	,624
V6 Meinungsvertretung in hierarchischen Strukturen	,682	,697
V7 Hohes Niveau der beruflichen Leistung durch Weiterbildungen	,644	,643
VI1 Ständige Erweiterung des Wissens	,625	,624
VI2 Sammlung Informationen & Analyse der Situation	,664	,676
VI3 Sinnliche Wahrnehmung (taktil-kinästhetisch, körpertherapeutisch)	,542	,553
VI4 Integration der Lernprozesse in berufliches Handeln	,662	,669
VI5 Digitale Kompetenzen der Hebamme	,639	,633

(Fortsetzung)

Tabelle 6.3 (Fortsetzung)

Item	$\lambda^{\text{'}}_{1*}$	$\lambda^{\text{'}}_{2**}$
VII1 Würde & Respekt in dem Vertrauensverhältnis der Frau und Hebamme	,552	,554
VII2 Respekt vor individuellen, sozialen, kulturellen, religiösen und emotionalen Bedürfnissen der Frau	,461	–
VII3 Professioneller Beziehungsaufbau	,640	0,630
VII4 Asymmetrische Machtverhältnisse reflektieren	,452	–
VII5 Professionelle Rollenbeziehung	,637	,634
VII6 Therapeutisches Arbeitsbündnis mit der Frau	,616	,608
VII7 Respekt der Eigenkompetenz & Autonomie der Frau	,514	,506
VII8 Schwangerschaft, Geburt, Wochenbett und Stillzeit als Lebensereignis der Frau respektieren und fördern	,480	–
VII9 Mutter & Kind als Einheit anerkennen, Einbezug Mutter und Familie	,504	,488
VII10 Ressourcenorientierter Einbezug des familiären Umfelds der Frau	,579	,587
VII11 Frauen- und Familienorientierte Versorgung	,661	,665
VII12 Aufklärung & Beratung der Frau und Familie	,534	,533
VII13 Aufklärung Jugendliche über Sexualität & Schwangerschaft	,490	–
VII14 Anzeichen von Gewalt, sexuellen Missbrauch oder Drogen erkennen und überweisen	,674	,673
VII15 Versorgungsdefizite erkennen & Missbrauch des Kindes erkennen und Maßnahmen einleiten	,561	,550
VIII1 Im Rahmen der rechtlichen Zuständigkeit entscheiden und andere Fachpersonen hinzuziehen	,650	,657
VIII2 Pathologische Befunde Ärztinnen und Ärzte hinzuziehen	,362	–
VIII3 Integrierte Versorgung gewährleisten	,703	,719
VIII4 Vielfältigen Anforderungen gerecht werden & Prioritäten setzen	,631	,633
VIII5 Verantwortung im geburtshilflichen Team übernehmen	,476	–
VIII6 Optimale interdisziplinäre Zusammenarbeit fördern	,621	,617
VIII7 Adäquate Dokumentation & Weitergabe der Informationen an Laien und Fachvertreter	,504	,510
IX1 Verständnis der Geburtshilfe unter Berücksichtigung relevanter Theorien, Prinzipien und Methoden	,649	,652
IX2 Einsatz für nationalen und internationalen Sozial- und Gesundheitspolitik	,603	,609

(Fortsetzung)

Tabelle 6.3 (Fortsetzung)

Item	λ' 1*	λ' 2**
IX3 Bezug auf nationale und internationale Standards und Ethikkodexe	,628	,625
IX4 Identifikation ethischer Dilemmata & Beteiligung ethischer Entscheidungsfindungsprozesse	,621	,621
IX5 Professionelle Verantwortung und Haftung wahrnehmen	,606	,599
IX6 Arbeitsbedingungen realisieren für sichere, effektive und effiziente Versorgung	,662	,661
IX7 Ansehen des Berufsstands fördern	,543	,552
IX8 Gesellschaftliche Relevanz der beruflichen Leistung erkennen und dafür einsetzen	,617	,619
IX9 Begleitung und Anleitung für Berufsanfänger/-innen	,492	–
IX10 Rechtliche, wirtschaftliche und ökonomische Grundsätze beachten	,485	–
IX11 Interne und externe Evaluation der Leistung	,397	–
IX12 Unterstützung Gesundheitsförderung und Prävention	,498	–
IX13 Autonomie & Zuständigkeit nach ethischen, rechtlichen und wissenschaftlichen Prinzipien	,467	–

[1] λ' = rotierte Faktorenladung 1
[2] λ' = rotierte Faktorenladung 2
* Rotierte Faktorenladung für alle Items
** Rotierte Faktorenladung nach Elimination von 15 Items

6.2.2 Itemanalyse

Tabelle 6.4 führt die deskriptive Analyse der Items, die Itemschwierigkeit, die Prüfung auf Normalverteilung sowie die Itemtrennschärfe auf. Die Itemanalyse erfolgt nach der Dimensionsanalyse, da auf diese Weise die Homogenität der Itemgruppen sichergestellt ist. Die Prüfung auf Normalverteilung erfolgt allerdings vor der Dimensionsanalyse, da dies eine Voraussetzung hierfür darstellt. An dieser Stelle ist anzumerken, dass in der exploratorischen Faktorenanalyse einige Items eliminiert werden. Dennoch wird die Itemanalyse für alle Items durchgeführt, da die Begründung der Elimination der Items u. a. in der Itemanalyse liegt. Ausschließlich die Itemtrennschärfe wurde einmal mit allen 62 Items und einmal nach Eliminierung der 15 Items mit den weiteren 47 Items durchgeführt.

Bei den Maßen der zentralen Tendenz und dem Minimum und Maximum entspricht dabei 1,00 „Höchste Priorität", 2,00 „Hohe Priorität", 3,00 „Eher hohe

Priorität", 4,00 „Eher niedrige Priorität", 5,00 „Niedrige Priorität" und 6,00 „Keine Priorität". Die arithmetischen Mittel der 62 Items liegen in dem Wertebereich zwischen $\bar{x} = 1,26$ ($\sigma = 0,48$) (II3) und $\bar{x} = 3,10$ ($\sigma = 0,96$) (VI). Somit bewerten die befragten Hebammen die Aussagen im Durchschnitt mit „Höchste Priorität", „Hohe Priorität" und „Eher hohe Priorität". Das arithmetische Mittel stellt hier außerdem die Itemschwierigkeit dar. Nach dem Ansatz der KTT werden bei einer 6-stufigen Skala Items mit einem arithmetischen Mittel nahe bei $\bar{x} = 3,00$ ($\pm 0,50$) bevorzugt. Dies lässt sich bei Items VI, V2, VI5, VII13, IX2, IX3, IX4, IX11 und IX12 feststellen. Diese Items haben den höheren Informationsgehalt als die weiteren Items. Bei den weiteren Items liegt die Itemschwierigkeit $\bar{x} < 2,50$. Ein Bodeneffekt der Itemschwierigkeit lässt sich folglich feststellen. Die Standardabweichung ist bei Item VII13 $\sigma = 1,14$ am höchsten, dies zeigt die höchste Streuung aller 62 Items, während die Standardabweichung bei Item II3 $\sigma = 0,48$ am niedrigsten ist und somit auf die geringste Streuung von den 62 Items hinweist. Es ist bei größeren Standardabweichungen ein höheres Maximum sowie ein höheres arithmetisches Mittel ersichtlich. Dies ist ein Indikator für heterogene Antwortvergaben bei Items mit größeren Standardabweichungen. Das Minimum aller Items stellt der Wert Min $= 1,00$ dar, während das Maximum zwischen Max $= 3,00$ und Max $= 6,00$ je nach Item variiert. Das Maximum von Max $= 6,00$ wird ausschließlich bei den Items VI5, VII6, VII13, VIII 5, IX1, IX2, IX3, IX4, IX5, IX6, IX10, IX11 und IX13 erreicht. Dies bedeutet, dass nur bei den genannten Items die Antwortmöglichkeiten vollständig ausgeschöpft werden, dagegen bei all den anderen Items, bei welchen das Max $< 6,00$ liegt, nicht. Der niedrigste Wert des Medians und des Modus' liegt bei 1,00, während der höchste Wert bei 3,00 liegt. Auffallend ist, dass der Median und der Modus (abgesehen von 7 Items) bei allen Items übereinstimmen. Auch das arithmetische Mittel liegt nahe dem Median und Modus, was auf eine vorliegende Normalverteilung hindeutet.

Wird nun die Voraussetzung der Normalverteilung für einige inferenzstatistische Verfahren geprüft, so lässt sich feststellen, dass nach dem KS-Test mit 95 %-iger Wahrscheinlichkeit keine Normalverteilung vorliegt. Der Signifikanzwert (p-Wert) des KS-Tests liegt bei allen Items bei $p \leq 0,05$. Hierdurch muss die Alternativhypothese angenommen werden, welche besagt, dass es sich um eine Verteilung handelt, die von der Normalverteilung abweicht. Die Schiefe S nimmt bei keinem Item den Wert S $= 0,00$, was einer Normalverteilung entsprechen würde. Vielmehr befindet sich die Schiefe im Wertebereich zwischen S $= 1,90$ (IV3) und S $= -0,20$ (V1) (Standardfehler der Schiefe $= 0,24$). Dabei befinden sich mit der Ausnahme von zwei Items alle Items im positiven Wertebereich. 14 der 62 Items befinden sich sogar über dem Wert von S $= + 1,00$. Dies impliziert

Tabelle 6.4 Deskriptive Analyse der Items, Itemschwierigkeit, Prüfung auf Normalverteilung und Itemtrennschärfe bei N = 101

	$\bar{x}^1$	σ^2	Min³	Max⁴	Modus	Median	S⁵,⁶	t-Wert der Schiefe	Kurtosis⁷,⁸	r_{it}^9	r_{it}^{10}
II1 Entscheidungs- und Handlungsfähigkeit der Hebamme	1,35	,518	1,00	3,00	1,00	1,00	1,088	4,533	,082	,299	–
II2 Rolle der Hebamme als Primärversorgende und Unterstützende	1,29	,535	1,00	3,00	1,00	1,00	1,722	7,175	2,122	,453	–
II3 Aufrechterhaltung & Förderung Gesundheit der Frau	1,26	,483	1,00	3,00	1,00	1,00	1,657	6,904	1,886	,506	,507
II4 Sicherheit, Effektivität und Effizienz der Versorgung	1,51	,610	1,00	3,00	1,00	1,00	,751	3,129	–,390	,491	,486
II5 Erkennung Betreuungsbedarf & Versorgung in Krisen	1,69	,689	1,00	4,00	2,00	2,00	,675	2,812	,102	,554	,578
II6 Vermeidbare Interventionen unterlassen	1,36	,576	1,00	4,00	1,00	1,00	1,707	7,112	3,618	,574	,584
III1 Erweiterung und Vertiefung theoretisches & wissenschaftliches Wissen	1,70	,641	1,00	4,00	2,00	2,00	,591	2,462	,530	,389	–
III2 Planung & Reflektion im Sinne sicherer, effektiver und effizienter Versorgung	1,76	,737	1,00	4,00	2,00	2,00	,869	3,620	,857	,541	,541

(Fortsetzung)

Tabelle 6.4 (Fortsetzung)

	$\bar{x}$[1]	σ[2]	Min[3]	Max[4]	Modus	Median	S[5,6]	t-Wert der Schiefe	Kurtosis[7,8]	r_{it}[9]	r_{it}[10]
III3 Einflussfaktoren auf Gesundheit von Frau und Kind identifizieren	1,87	,796	1,00	4,00	2,00	2,00	,601	2,504	−,181	,622	,615
III4 Verständnis rechtlicher & ethischer Prinzipien	2,18	,780	1,00	4,00	2,00	2,00	,321	1,337	−,171	,718	,731
III5 Burn out Prophylaxe	2,03	,768	1,00	4,00	2,00	2,00	,220	0,916	−,598	,500	,487
IV1 Erfüllung rechtlicher Vorgaben & Unterstützung Evidenzbasierung	2,13	,783	1,00	4,00	2,00	2,00	,278	1,158	−,322	,520	,502
IV2 Physiologische Unterstützung des Prozesses & evidenzbasiertes Handeln	1,47	,593	1,00	3,00	1,00	1,00	,871	3,629	−,208	,466	–
IV3 Einschätzung & Reaktion auf geburtshilfliche Risiken	1,34	,605	1,00	4,00	1,00	1,00	1,903	7,929	3,768	,514	,499
IV4 Interne Evidenz der Hebamme	1,62	,733	1,00	4,00	1,00	1,00	,881	3,670	−,017	,489	,499
V1 Forschungskompetenz der Hebamme	3,10	,964	1,00	5,00	3,00	3,00	−,202	−0,841	−,447	,552	,535

(Fortsetzung)

Tabelle 6.4 (Fortsetzung)

	$\bar{x}$ [1]	σ [2]	Min [3]	Max [4]	Modus	Median	S [5,6]	t-Wert der Schiefe	Kurtosis [7,8]	r_{it} [9]	r_{it} [10]
V2 Bewerten und Ableiten von Erkenntnissen aus wissenschaftlichen Informationen	2,57	,876	1,00	4,00	2,00	3,00	,042	0,175	−,692	,620	,624
V3 Wissen über Frauengesundheit	2,08	,857	1,00	5,00	2,00	2,00	,528	2,200	,240	,690	,701
V4 Traditionelles und erfahrungsbasiertes Wissen	1,93	,908	1,00	5,00	2,00	2,00	,874	3,641	,501	,527	,538
V5 Berufsspezifische Anforderungen bewältigen	2,28	,873	1,00	4,00	2,00	2,00	,252	1,050	−,571	,611	,604
V6 Meinungsvertretung in hierarchischen Strukturen	1,82	,767	1,00	4,00	2,00	2,00	,589	2,454	−,228	,660	,677
V7 Hohes Niveau der beruflichen Leistung durch Weiterbildungen	2,37	,845	1,00	4,00	3,00	2,00	−,177	−0,737	−,741	,618	,616
V11 Ständige Erweiterung des Wissens	2,06	,705	1,00	4,00	2,00	2,00	,091	0,379	−,498	,609	,605
V12 Sammlung Informationen & Analyse der Situation	2,01	,877	1,00	4,00	2,00	2,00	,434	1,808	−,659	,640	,656

(Fortsetzung)

Tabelle 6.4 (Fortsetzung)

	$\bar{x}^1$	σ^2	Min[3]	Max[4]	Modus	Median	S[5,6]	t-Wert der Schiefe	Kurtosis [7,8]	r_{it}^9	r_{it}^{10}
VI3 Sinnliche Wahrnehmung (taktil-kinästhetisch, körpertherapeutisch)	1,83	,825	1,00	5,00	2,00	2,00	1,086	4,525	1,657	,507	,518
VI4 Integration der Lernprozesse in berufliches Handeln	2,06	,732	1,00	4,00	2,00	2,00	,374	1,558	,060	,651	,656
VI5 Digitale Kompetenzen der Hebamme	2,78	,996	1,00	6,00	3,00	3,00	-,267	1,150	,426	,636	,624
VII1 Würde & Respekt in dem Vertrauensverhältnis der Frau und Hebamme	1,31	,561	1,00	4,00	1,00	1,00	2,026	8,441	4,966	,516	,520
VII2 Respekt vor individuellen, sozialen, kulturellen, religiösen und emotionalen Bedürfnissen der Frau	1,36	,593	1,00	3,00	1,00	1,00	1,459	6,079	1,119	,437	–
VII3 Professioneller Beziehungsaufbau	1,59	,666	1,00	3,00	1,00	1,00	,683	2,845	-,582	,620	,611
VII4 Asymmetrische Machtverhältnisse reflektieren	1,90	,831	1,00	5,00	2,00	2,00	,829	3,454	,930	,429	–
VII5 Professionelle Rollenbeziehung	2,14	,872	1,00	5,00	2,00	2,00	,740	3,083	,992	,623	,615

(Fortsetzung)

Tabelle 6.4 (Fortsetzung)

	$\bar{x}^1$	σ^2	Min³	Max⁴	Modus	Median	S⁵,⁶	t-Wert der Schiefe	Kurtosis 7,8	r_{it}^9	r_{it}^{10}
VII6 Therapeutisches Arbeitsbündnis mit der Frau	2,20	,938	1,00	6,00	2,00	2,00	1,073	4,470	2,200	,601	,591
VII7 Respekt der Eigenkompetenz & Autonomie der Frau	1,46	,656	1,00	3,00	1,00	1,00	1,143	4,762	,142	,483	,476
VII8 Schwangerschaft, Geburt, Wochenbett und Stillzeit als Lebensereignis der Frau respektieren und fördern	1,30	,539	1,00	3,00	1,00	1,00	1,654	6,891	1,877	,449	–
VII9 Mutter & Kind als Einheit anerkennen, Einbezug Mutter und Familie	1,33	,568	1,00	3,00	1,00	1,00	1,556	6,483	1,486	,474	,452
VII10 Ressourcenorientierter Einbezug des familiären Umfelds der Frau	1,82	,754	1,00	4,00	2,00	2,00	,451	1,879	–,637	,547	,554
VII11 Frauen- und Familienorientierte Versorgung	1,87	,783	1,00	4,00	2,00	2,00	,486	2,025	–,476	,633	,636
VII12 Aufklärung & Beratung der Frau und Familie	1,44	,573	1,00	3,00	1,00	1,00	,908	3,783	–,156	,505	,503

(Fortsetzung)

Tabelle 6.4 (Fortsetzung)

	$\bar{x}$ [1]	σ^2 [2]	Min [3]	Max [4]	Modus	Median	S [5,6]	t-Wert der Schiefe	Kurtosis [7,8]	r_{it} [9]	r_{it} [10]
VII13 Aufklärung Jugendliche über Sexualität & Schwangerschaft	2,82	1,135	1,00	6,00	3,00	3,00	,401	1,670	-,222	,469	–
VII14 Anzeichen von Gewalt, sexuellen Missbrauch oder Drogen erkennen und überweisen	1,85	,792	1,00	4,00	2,00	2,00	,765	3,187	,325	,649	,518
VII15 Versorgungsdefizite erkennen & Missbrauch des Kindes erkennen und Maßnahmen einleiten	1,52	,657	1,00	3,00	1,00	1,00	,878	3,658	-,318	,538	,636
VIII1 Im Rahmen der rechtlichen Zuständigkeit entscheiden und andere Fachpersonen hinzuziehen	1,56	,639	1,00	3,00	1,00	1,00	,693	2,887	-,498	,621	,626
VIII2 Pathologische Befunde Ärztinnen und Ärzte hinzuziehen	1,28	,550	1,00	3,00	1,00	1,00	1,884	7,850	2,647	,336	–
VIII3 Integrierte Versorgung gewährleisten	1,81	,744	1,00	4,00	2,00	2,00	,765	3,187	,585	,667	,685

(Fortsetzung)

Tabelle 6.4 (Fortsetzung)

	$\bar{x}$[1]	σ[2]	Min[3]	Max[4]	Modus	Median	S[5,6]	t-Wert der Schiefe	Kurtosis[7,8]	r_{it}[9]	r_{it}[10]
VIII4 Vielfältigen Anforderungen gerecht werden & Prioritäten setzen	1,81	,796	1,00	4,00	2,00	2,00	,959	3,995	,844	,609	,607
VIII5 Verantwortung im geburtshilflichen Team übernehmen	2,22	,944	1,00	6,00	2,00	2,00	,638	2,658	1,211	,454	–
VIII6 Optimale interdisziplinäre Zusammenarbeit fördern	2,16	,821	1,00	4,00	2,00	2,00	,139	0,579	–,689	,605	,597
VIII7 Adäquate Dokumentation & Weitergabe der Informationen an Laien und Fachvertreter	1,90	,768	1,00	4,00	2,00	2,00	,712	2,966	,477	,494	,501
IX1 Verständnis der Geburtshilfe unter Berücksichtigung relevanter Theorien, Prinzipien und Methoden	2,20	,959	1,00	6,00	2,00	2,00	,907	3,779	1,721	,631	,634
IX2 Einsatz für nationalen und internationalen Sozial- und Gesundheitspolitik	2,60	1,132	1,00	6,00	3,00	3,00	,496	2,066	,403	,597	,599
IX3 Bezug auf nationale und internationale Standards und Ethikkodexe	2,56	,984	1,00	6,00	2,00	3,00	,331	1,379	,259	,624	,617

(Fortsetzung)

Tabelle 6.4 (Fortsetzung)

	$\bar{x}$ [1]	σ [2]	Min[3]	Max[4]	Modus	Median	S[5,6]	t-Wert der Schiefe	Kurtosis [7,8]	r_{it} [9]	r_{it} [10]
IX4 Identifikation ethischer Dilemmata & Beteiligung ethischer Entscheidungsfindungsprozesse	2,71	1,023	1,00	6,00	3,00	3,00	,377	1,570	,261	,614	,611
IX5 Professionelle Verantwortung und Haftung wahrnehmen	2,11	1,048	1,00	6,00	1,00	2,00	,895	3,729	,917	,584	,575
IX6 Arbeitsbedingungen realisieren für sichere, effektive und effiziente Versorgung	2,32	,937	1,00	5,00	2,00	2,00	,363	1,512	−,025	,652	,647
IX7 Ansehen des Berufsstands fördern	2,39	,860	1,00	5,00	3,00	2,00	,121	0,504	−,121	,534	,538
IX8 Gesellschaftliche Relevanz der beruflichen Leistung erkennen und dafür einsetzen	2,39	,894	1,00	5,00	3,00	2,00	,008	0,033	−,361	,605	,602
IX9 Begleitung und Anleitung für Berufsanfänger/-innen	2,15	,899	1,00	5,00	2,00	2,00	,628	2,616	,191	,489	–
IX10 Rechtliche, wirtschaftliche und ökonomische Grundsätze beachten	2,17	,873	1,00	6,00	2,00	2,00	1,137	4,737	2,918	,471	–

(Fortsetzung)

Tabelle 6.4 (Fortsetzung)

	$\bar{x}$[1]	σ[2]	Min[3]	Max[4]	Modus	Median	S[5,6]	t-Wert der Schiefe	Kurtosis [7,8]	r_{it}[9]	r_{it}[10]
IX11 Interne und externe Evaluation der Leistung	2,68	1,166	1,00	6,00	2,00	3,00	,531	2,212	,011	,396	–
IX12 Unterstützung Gesundheitsförderung und Prävention	2,75	,921	1,00	5,00	3,00	3,00	,281	1,170	,048	,505	–
IX13 Autonomie & Zuständigkeit nach ethischen, rechtlichen und wissenschaftlichen Prinzipien	2,02	,948	1,00	6,00	2,00	2,00	,964	4,016	1,781	,453	–

[1] $\bar{x}$ = Arithmetisches Mittel: 1,00 „Höchste Priorität" bis 6,00 „Keine Priorität"
[2] σ = Standardabweichung
[3] Min = Minimum
[4] Max = Maximum
[5] S = Schiefe
[6] Standardfehler der Schiefe = 0,240
[7] Standardfehler der Kurtosis = 0,476
[8] KS-Wert (p-Wert) = p-Wert des Kolmogorow-Smirnow-Test bei Signifikanz-Niveau von 5,00 % ($\alpha \leq 0,05$) bei allen Items p = 0,000
[9] r_{it} = Korrigierte Itemtrennschärfe akzeptable Werte ab $r_{it} > 0,40$ für alle Items
[10] r_{it} = Korrigierte Itemtrennschärfe akzeptable Werte ab $r_{it} > 0,40$ nach eliminierten Items

eine rechtsschiefe und linkssteile Verteilung. Die Kurtosis liegt im Wertebereich zwischen Kurtosis = 4,97 (VII1) und Kurtosis = −0,69 (V2) (Standardfehler der Kurtosis = 0,48). Dabei befinden sich die Kurtosis-Werte von 24 Items im negativen Wertebereich. Bei diesen Items ist die Verteilung im Vergleich zur Normalverteilung flach. Dagegen befinden sich die Kurtosis-Werte von 38 Items im positiven Wertebereich. Dies impliziert eine spitzere Form der Verteilung im Vergleich zur Normalverteilung. Außerdem werden die Histogramme der Items mit jeweiliger Überlagerung der Normalverteilungskurve visuell betrachtet. Dies bestätigt die Annahme aufgrund der oben beschriebenen Werte der Schiefe, der Kurtosis und des KS-Tests, dass es sich um eine Verteilung handelt, welche von der Normalverteilung abweicht. Allerdings lässt sich feststellen, dass $S < \pm 3{,}00$ und Kurtosis $< \pm 7{,}00$ ist, aufgrund dessen kann dennoch annähernd von einer Normalverteilung ausgegangen werden. Stützen lässt sich dies durch die bereits beschriebenen nahe beieinander liegenden Werte des Modus', Medians und des arithmetischen Mittels. Daher werden die Berechnungen trotz der beschriebenen Werte der Schiefe, Kurtosis und des KS-Test durchgeführt. Die Itemtrennschärfe für alle Items (ohne eliminierte Items) liegt im Wertebereich zwischen $r_{it} =$ 0,23 (II1) und $r_{it} = 0{,}71$ (III4). Bei allen Items, mit der Ausnahme von drei Items (II2, VIII2 und IX11), liegt die Itemtrennschärfe über dem Grenzwert von $r_{it} > 0{,}40$, ab welchem die Werte akzeptabel sind. Dies bedeutet, dass die Items mit Ausnahme der drei genannten Items eine akzeptable Merkmalsdifferenzierung vorhersagen. Die drei genannten Items mit geringer Trennschärfe weisen dagegen eine nicht akzeptable Merkmalsdifferenzierung auf. Die Itemtrennschärfe für 47 Items (nach Elimination von 15 Items) beträgt durchgängig für alle verbliebenen Items $r_{it} > 0{,}40$, was zur Folge hat, dass alle verbliebenen Items eine akzeptable Merkmalsdifferenzierung vorhersagen.

6.2.3   Reliabilitätsanalyse

Die Reliabilitätsanalyse wird für die 47 Items nach Elimination von 15 Items durchgeführt, welche der einfaktoriellen extrahierten Lösung angehören. Das Cronbachs Alpha beträgt für 47 Items $\alpha = 0{,}961$. Dies stellt nach den in Abschnitt 5.8.3.1 Reliabilitätsanalyse beschriebenen Grenzwerten einen sehr guten Wert dar. Entsprechend ist die Zuverlässigkeit der Gesamtskala und die interne Konsistenz sehr gut.

Der Reliabilitätsanalyse liegt die Hypothese 2 zugrunde. Da Cronbachs Alpha einen sehr guten Wert aufweist, kann die Nullhypothese H_0 verworfen und die Alternativhypothese H_1 angenommen werden.

X H_0: Das Messinstrument kann die Kompetenzfacetten von Hebammen nicht reliabel erfassen.

✓ H_1: Das Messinstrument kann die Kompetenzfacetten von Hebammen reliabel erfassen.

6.2.4 Skalenmittelwert(e)

Der Skalenmittelwert wird aufgrund der einfaktoriell extrahierten Lösung über alle 47 Items gebildet, die diesem Faktor zugehörig sind. Inhaltlich bedeutet dieser Skalenmittelwert die *Hebammenkompetenz vor dem Hintergrund der Akademisierung des Hebammenberufs*. Dem Skalenmittelwert liegt aufgrund der einfaktoriellen Lösung dieselbe Bedeutung zugrunde wie dem Konstrukt des Fragebogens.

6.3 Signifikanztestungen

In Tabelle 6.5 ist die Prüfung der Mittelwertsunterschiede von Studierenden Hebammen und Auszubildenden Hebammen dargestellt. Der Levene-Test ist mit p = 0,34 ($p \geq 0,05$) nicht signifikant. Somit ist die Voraussetzung der Varianzhomogenität gegeben, da die Nullhypothese H_0 (Varianzhomogenität) angenommen werden kann. Die Voraussetzung der Normalverteilung ist ebenfalls geprüft und gegeben (Abschnitt 6.2.2 Itemanalyse) ebenso wie die Voraussetzung der unabhängigen Stichproben.

Der t-Test zeigt keinen signifikanten Unterschied zwischen den beiden unabhängigen Gruppen. Der p-Wert liegt mit p = 0,55 über dem Alpha-Niveau von 5,00 % ($\alpha \leq 0,05$). Somit wird die Alternativhypothese H_1 abgelehnt und die Nullhypothese H_0 angenommen. Es gibt keinen signifikanten Unterschied in den Einschätzungen kompetenter Hebammentätigkeit zwischen den Hebammen Studierenden und den Hebammen Auszubildenden ($t_{df=15} = 0,56$; p = 0,55). Die Effektstärke Cohens d wurde für die Signifikanztestung nicht berechnet, da kein signifikanter Mittelwertsunterschied zwischen den beiden unabhängigen Gruppen zu erkennen ist und somit Cohens d hinfällig wird.

Tabelle 6.5 t-Test für unabhängige Stichproben bei Studierenden Hebammen und Auszubildenden Hebammen

		N [1]	$\bar{x}$ [2]	σ [3]	Levene-Test		t-Test für Mittelwerts Vergleiche		
					F [4]	Sig. [5]	t [6]	df [7]	Sig. [8]
Skalenmittelwert	Studierende Hebammen	10	2,0426	,510	,964	,342	,559	15	,584
Skalenmittelwert	Auszubildende Hebammen	7	1,890	,606	,964	,342	,559	15	,584

[1] N = Stichprobengröße
[2] $\bar{x}$=Mittelwert
[3] σ = Standardabweichung
[4] F = F-Wert
[5] Sig. = Signifikanz nach Alpha-Niveau von 5,00 % ($\alpha \leq 0,05$)
[6] t = t-Wert
[7] df = Freiheitsgrade
[8] Sig. = Signifikanz nach Alpha-Niveau von 5,00 % ($\alpha \leq 0,05$)

Die Prüfung auf Mittelwertsunterschiede für die hochschulisch und fachschulisch ausgebildeten Hebammen ist in Tabelle 6.6 dargestellt. Der Levene-Test zeigt einen p-Wert von p = 0,75 (p ≥ 0,05) an. Dies bedeutet, dass die Alternativhypothese H_1 verworfen und die Nullhypothese H_0 angenommen wird, die Varianzhomogenität postuliert. Die Voraussetzungen für den t-Test für unabhängige Stichproben sind somit neben der geprüften Normalverteilung und den unabhängigen Stichproben gegeben.

Der p-Wert für den t-Test liegt bei p = 0,41, was über dem Alpha-Niveau von 5,00 % ($\alpha \leq 0,05$) liegt. Entsprechend wird die Alternativhypothese H_1 abgelehnt und Nullhypothese H_0 angenommen. Diese postuliert, dass die Einschätzungen kompetenter Hebammentätigkeit sich nicht signifikant zwischen den fachschulisch ausgebildeten Hebammen und den hochschulisch ausgebildeten Hebammen unterscheiden ($t_{df=82} = -0,83$; p = 0,41). Auch hier wird die Effektstärke Cohens d für die Signifikanztestung aufgrund des nicht signifikanten Ergebnisses nicht berechnet.

Tabelle 6.6 t-Test für unabhängige Stichproben bei hochschulisch und fachschulisch aus-gebildeten Hebammen

		N[1]	$\bar{x}$[2]	σ[3]	Levene-Test		t-Test für Mittelwerts Vergleiche		
					F[4]	Sig.[5]	t[6]	df[7]	Sig.[8]
Skalenmittelwert	Hebamme fachschulisch	72	1,953	,459	,101	,751	−,832	82	,408
Skalenmittelwert	Hebamme hochschulisch	12	2,076	,561	,101	,751	−,832	82	,408

[1] N = Stichprobengröße
[2] $\bar{x}$ = Mittelwert
[3] σ = Standardabweichung
[4] F = F-Wert
[5] Sig. = Signifikanz nach Alpha-Niveau von 5,00 % ($\alpha \leq 0{,}05$)
[6] t = t-Wert
[7] df = Freiheitsgrade
[8] Sig. = Signifikanz nach Alpha-Niveau von 5,00 % ($\alpha \leq 0{,}05$)

Den Signifikanztestungen liegen Hypothese 3 und 4 zugrunde. Bei beiden Hypothesen kann aufgrund der nicht signifikanten Ergebnisse im t-Test für unabhängige Stichproben die Nullhypothese H_0 angenommen und die Alternativhypothese H_1 verworfen werden.

Hypothese 3

✓ H_0: Die Studierenden und Auszubildenden Hebammen unterscheiden sich in ihren Einschätzungen der Merkmale kompetenter Hebammentätigkeit nicht signifikant.

X H_1: Die Studierenden und Auszubildenden Hebammen unterscheiden sich in ihren Einschätzungen der Merkmale kompetenter Hebammentätigkeit signifikant.

Hypothese 4

✓ H_0: Die fachschulisch ausgebildeten und hochschulisch ausgebildeten Hebammen unterscheiden sich in ihren Einschätzungen der Merkmale kompetenter Hebammentätigkeit nicht signifikant.

X H_1: Die fachschulisch ausgebildeten und hochschulisch ausgebildeten Hebammen unterscheiden sich in ihren Einschätzungen der Merkmale kompetenter Hebammentätigkeit signifikant.

6.4 Add-on: Einordnung der Items in Bedeutungs-Gruppierungen zur Sicherung der praktischen Relevanz

Um die praktische Relevanz der Ergebnisse zu sichern, sollen die einzelnen Items hinsichtlich ihres arithmetischen Mittels ($\bar{x}$) in einzelne Kategorien zugeordnet werden (rein deskriptive Statistik). Die Kategorien richten sich dabei an die inhaltliche Bedeutung des jeweiligen Items für die befragten Hebammen in Hinblick auf die Kompetenzen von Hebammen vor dem Hintergrund der Akademisierung des Berufsstands. Da diese Betrachtung unabhängig von der extrahierten Faktorenlösung ist und nur die inhaltliche Ebene der Items anhand der arithmetischen Mittel betrachtet wird, werden alle ursprünglichen 62 Items einbezogen. Die arithmetischen Mittel sowie Standardabweichungen der Items sind in der Tabelle 6.7 nach Bedeutungs-Gruppierungen abgebildet. Weitere deskriptive Itemanalysen finden sich in Tabelle 6.4 wieder, weshalb diese hier nicht erneut aufgeführt sind. Die Items werden dabei nach aufsteigenden Werten des arithmetischen Mittels sortiert.

Insgesamt 32 Items finden sich in der Kategorie $\bar{x} = [1,00;2,00]$ wieder, was bedeutet, dass der Inhalt dieser Items von besonders hoher Bedeutung für die befragten Hebammen ist. 29 Items finden sich in der Kategorie $\bar{x} = [2,00;3,00]$ wieder. Diese Items sind von hoher Bedeutung für die befragten Hebammen. Lediglich ein Item befindet sich in der Kategorie $\bar{x} = [3,00;4,00]$. Somit ist der Inhalt dieses Items von wenig hoher Bedeutung für die befragten Hebammen. Es gibt keine Items mit $\bar{x} > 4,00$. Aufgrund dessen sind die weiteren Kategorien (geringe Bedeutung und keine Bedeutung) in Tabelle 6.7 nicht dargestellt.

Tabelle 6.7 Einordnung der Items in Bedeutungs-Gruppierungen zur Sicherung der praktischen Relevanz

besonders hohe Bedeutung $\bar{x} = [1,00;2,00]$	$\bar{x}^{\,1}$	$\sigma^{\,2}$
II3 Aufrechterhaltung & Förderung Gesundheit der Frau	1,26	,483
VIII2 Pathologische Befunde Ärztinnen und Ärzte hinzuziehen	1,28	,550
II2 Rolle der Hebamme als Primärversorgende und Unterstützende	1,29	,535
VII8 Schwangerschaft, Geburt, Wochenbett und Stillzeit als Lebensereignis der Frau respektieren und fördern	1,30	,539
VII1 Würde & Respekt in dem Vertrauensverhältnis der Frau und Hebamme	1,31	,561
VII9 Mutter & Kind als Einheit anerkennen, Einbezug Mutter und Familie	1,33	,568
IV3 Einschätzung & Reaktion auf geburtshilfliche Risiken	1,34	,605
II1 Entscheidungs- und Handlungsfähigkeit der Hebamme	1,35	,518
II6 Vermeidbare Interventionen unterlassen	1,36	,576
VII2 Respekt vor individuellen, sozialen, kulturellen, religiösen und emotionalen Bedürfnissen der Frau	1,36	,593
VII12 Aufklärung & Beratung der Frau und Familie	1,44	,573
VII7 Respekt der Eigenkompetenz & Autonomie der Frau	1,46	,656
IV2 Physiologische Unterstützung des Prozesses & evidenzbasiertes Handeln	1,47	,593
II4 Sicherheit, Effektivität und Effizienz der Versorgung	1,51	,610
VII15 Versorgungsdefizite erkennen & Missbrauch des Kindes erkennen und Maßnahmen einleiten	1,52	,657
VIII1 Im Rahmen der rechtlichen Zuständigkeit entscheiden und andere Fachpersonen hinzuziehen	1,56	,639
VII3 Professioneller Beziehungsaufbau	1,59	,666
IV4 Interne Evidenz der Hebamme	1,62	,733
II5 Erkennung Betreuungsbedarf & Versorgung in Krisen	1,69	,689
III1 Erweiterung und Vertiefung theoretisches & wissenschaftliches Wissen	1,70	,641
III2 Planung & Reflektion im Sinne sicherer, effektiver und effizienter Versorgung	1,76	,737
VIII3 Integrierte Versorgung gewährleisten	1,81	,744
VIII4 Vielfältigen Anforderungen gerecht werden & Prioritäten setzen	1,81	,796
V6 Meinungsvertretung in hierarchischen Strukturen	1,82	,767

(Fortsetzung)

Tabelle 6.7 (Fortsetzung)

besonders hohe Bedeutung x̄ = [1,00;2,00]	x̄ [1]	σ [2]
VII10 Ressourcenorientierten Einbezug des familiären Umfelds der Frau	1,82	,754
VI3 Sinnliche Wahrnehmung (taktil-kinästhetisch, körpertherapeutisch)	1,83	,825
VII14 Anzeichen von Gewalt, sexuellen Missbrauch oder Drogen erkennen und überweisen	1,85	,792
III3 Einflussfaktoren auf Gesundheit von Frau und Kind identifizieren	1,87	,796
VII11 Frauen- und Familienorientierte Versorgung	1,87	,783
VII4 Asymmetrische Machtverhältnisse reflektieren	1,90	,831
VIII7 Adäquate Dokumentation & Weitergabe der Informationen an Laien und Fachvertreter	1,90	,768
V4 Traditionelles und erfahrungsbasiertes Wissen	1,93	,908
hohe Bedeutung x̄ = [2,00;3,00]		
VI2 Sammlung Informationen & Analyse der Situation	2,01	,877
IX13 Autonomie & Zuständigkeit nach ethischen, rechtlichen und wissenschaftlichen Prinzipien	2,02	,948
III5 Burn out Prophylaxe	2,03	,768
VI1 Ständige Erweiterung des Wissens	2,06	,705
VI4 Integration der Lernprozesse in berufliches Handeln	2,06	,732
V3 Wissen über Frauengesundheit	2,08	,857
IX5 Professionelle Verantwortung und Haftung wahrnehmen	2,11	1,048
IV1 Erfüllung rechtlicher Vorgaben & Unterstützung Evidenzbasierung	2,13	,783
VII5 Professionelle Rollenbeziehung	2,14	,872
IX9 Begleitung und Anleitung für Berufsanfänger/-innen	2,15	,899
VIII6 Optimale interdisziplinäre Zusammenarbeit fördern	2,16	,821
IX10 Rechtliche, wirtschaftliche und ökonomische Grundsätze beachten	2,17	,873
III4 Verständnis rechtlicher & ethischer Prinzipien	2,18	,780
VII6 Therapeutisches Arbeitsbündnis mit der Frau	2,20	,938
IX1 Verständnis der Geburtshilfe unter Berücksichtigung relevanter Theorien, Prinzipien und Methoden	2,20	,959
VIII5 Verantwortung im geburtshilflichen Team übernehmen	2,22	,944
V5 Berufsspezifische Anforderungen bewältigen	2,28	,873

(Fortsetzung)

Tabelle 6.7 (Fortsetzung)

besonders hohe Bedeutung $\bar{x} = [1,00;2,00]$	$\bar{x}$ [1]	σ [2]
IX6 Arbeitsbedingungen realisieren für sichere, effektive und effiziente Versorgung	2,32	,937
V7 Hohes Niveau der beruflichen Leistung durch Weiterbildungen	2,37	,845
IX7 Ansehen des Berufsstands fördern	2,39	,860
IX8 Gesellschaftliche Relevanz der beruflichen Leistung erkennen und dafür einsetzen	2,39	,894
IX3 Bezug auf nationale und internationale Standards und Ethikkodexe	2,56	,984
V2 Bewerten und Ableiten von Erkenntnissen aus wissenschaftlichen Informationen	2,57	,876
IX2 Einsatz für nationalen und internationalen Sozial- und Gesundheitspolitik	2,60	1,132
IX11 Interne und externe Evaluation der Leistung	2,68	1,166
IX4 Identifikation ethischer Dilemmata & Beteiligung ethischer Entscheidungsfindungsprozesse	2,71	1,023
IX12 Unterstützung Gesundheitsförderung und Prävention	2,75	,921
VI5 Digitale Kompetenzen der Hebamme	2,78	,996
VII13 Aufklärung Jugendliche über Sexualität & Schwangerschaft	2,82	1,135
weniger hohe Bedeutung $\bar{x} = [3,00;4,00]$		
V1 Forschungskompetenz der Hebamme	3,10	,964

[1] $\bar{x}$ = Arithmetisches Mittel: 1,00 „Höchste Priorität" bis 6,00 „Keine Priorität"
[2] σ = Standardabweichung

6.5 Gütekriterien

Im Folgenden werden die Ergebnisse der Gütekriterien dargelegt[4].

6.5.1 Objektivität

In der hier vorliegenden Datenerhebung ist die Durchführungsobjektivität durch die Fragebögen, die selbstständig von den Teilnehmenden ausgefüllt werden,

---

[4] Das Gütekriterium der Reliabilität ist bereits in 6.2.3 Reliabilitätsanalyse dargelegt.

gegeben. Es wird auf eine Interaktion zwischen Testleiter und Testperson verzichtet und auf eine computerbasierte Durchführung zurückgegriffen. Außerdem erhält jede/-r Teilnehmende dieselbe Instruktion zum Ausfüllen des Fragebogens.

Die Auswertungsobjektivität ist in der vorliegenden Arbeit dadurch sichergestellt, dass das Online-Befragungsprogramm *LimeSurvey* (Abschnitt 5.5.3 Online-Befragung) die rückläufigen Fragebögen in die Statistik Software SPSS exportiert. Somit können keine („menschlichen") Fehler bei der Dateneingabe erfolgen. Außerdem gibt es keine offenen Fragen, die von der / dem Auswertenden codiert hätten werden müssen. Die Befragung erfolgt durch Multiple-Choice mit Mehrfachwahlaufgaben. Die Auswertung erfolgt ebenfalls nach klaren statistischen etablierten Vorgehensweisen, weshalb die Person, welche die Untersuchung auswertet, keinen verzerrenden Einfluss auf die Auswertung hat.

Die Interpretationsobjektivität wird in der vorliegenden Arbeit durch eindeutige inhaltliche Interpretationshinweise erlangt. Das Vorgehen wird dokumentiert und nachvollziehbar dargestellt. Allerdings ist die normierte Interpretation in der vorliegenden Arbeit nicht erfüllt, da keine Testnormen für eine relevante Bezugsgruppe vorliegen. Auch die kriteriumsorientierte Interpretation kommt hier weniger zum Tragen, da es bspw. nicht um die Bestimmung von Kompetenzniveaus geht, sondern vielmehr um die Erfassung von Einschätzungen / Meinungen zu einem Berufsbild.

6.5.2   Validität

Die Konstruktvalidität wird in der vorliegenden Arbeit durch eine exploratorische Faktorenanalyse geprüft. Die Inhaltsvalidität ist bereits durch Vorarbeiten von Pehlke-Milde (2009) erarbeitet, indem diese systematische Experteninterviews (Delphi-Methode) durchführt. Lediglich die Kriteriumsvalidität ist bei dem vorliegenden Messinstrument weder durch Vorarbeiten noch durch die vorliegende Arbeit geprüft. Die externe Validität ist nicht gewährleistet, da es sich nicht um eine hinreichend große repräsentative Stichprobe handelt.

6.5.3   Weitere Gütekriterien

Die Ökonomie ist gegeben, da der finanzielle Aufwand der Befragung gering ist. Die Universität Tübingen hat eine Lizenz für das Online-Befragungsprogramm

LimeSurvey, das ohne zusätzliche Kosten von der Abteilung Hebammenwissenschaft verwendet wird. Der zeitliche Aufwand für die Beantwortung des Fragebogens ist dagegen hoch (ca. 30 Minuten). Die Zeit der beteiligten Forschenden für die Vorbereitung, Auswertung, Interpretation und Ergebnisrückmeldung ist in einem angemessenen Verhältnis zum Erkenntnisgewinn. Die Nützlichkeit des Fragebogens ist gegeben, da die praktische Relevanz des Konstrukts (Einschätzung von Kompetenzen der Hebammen vor dem Hintergrund der Akademisierung des Hebammenberufs) durch die sich noch am Anfang der Entwicklung befindenden Akademisierung des Berufsstands der Hebammen entscheidend ist. Forschung ist in diesem Feld dringend notwendig, um den Berufsstand an die immer wachsenden Herausforderungen und Erwartungen anzupassen (Graf et al., 2021). Weiter ist die Fairness des Tests gegeben. Es werden zwar soziodemographische Informationen der Probanden und Probandinnen erfasst, dies wird allerdings ausschließlich zu einer differenzierten statistischen Auswertung ausgewertet. Eine Benachteiligung aufgrund bestimmter Merkmale für gewisse Personengruppen ist ausgeschlossen. Die Zumutbarkeit ist ebenfalls gegeben, da die Testpersonen zwar zu ihrer persönlichen Meinung befragt werden, dies aber keine psychische Belastung darstellt. Die Unverfälschbarkeit des Tests ist nicht gegeben, da nicht ausgeschlossen werden kann, dass sozial erwünschte Antworten resultieren aufgrund der beobachteten Bodeneffekte und der Tendenz zur Zustimmung. Ebenso kann aufgrund der gewählten Befragungsmethodik via Online-Fragebogen nicht ausgeschlossen werden, dass Familienmitglieder o.Ä. die Befragten beeinflussen.

Diskussion

7

Im Folgenden werden die erlangten Ergebnisse zusammengefasst sowie die Forschungsfrage beantwortet. Die Hypothesen sowie weitere Ergebnisse werden interpretiert und in den aktuellen Forschungsstand eingebettet, um so eine Diskussion der Ergebnisse zu ermöglichen. Die Implikationen für die Praxis sowie für weitere Forschungsvorhaben schließen daran an, sodass die Ergebnisse in die Gesamtstudie „Gute Hebamme" eingebettet werden können. Die Darlegung der Limitationen und Stärken der Arbeit folgt. Anschließend an dieses Kapitel folgen das Fazit sowie der Ausblick.

7.1 Zusammenfassung der Ergebnisse

Die Gesamtstichprobe besteht aus $N = 101$ Teilnehmenden. Zur Prüfung der dimensionalen Struktur des Fragebogens wird eine exploratorische Faktorenanalyse nach der Extraktionsmethode der Hauptkomponentenanalyse (Varimax-Rotation) durchgeführt. Dabei liegen die Kommunalitäten eines jeden Items über dem Grenzwert von $h^2_i > 0,40$. Nach dem Kaiser-Guttmann-Kriterium (Eigenwert $>1,00$) können 15 bedeutsame Faktoren extrahiert werden, wobei bereits fünf Faktoren eine Gesamtvarianz von 50,37 % aufklären. Das Screeplot extrahiert eine 3-faktorielle Lösung. Die Itemladungen auf die extrahierten Faktoren überschreiten in 47 der 62 Items den Grenzwert von $\lambda' > 0,50$. 15 Items werden aufgrund der zu geringen Faktorenladung, zu geringer Itemschwierigkeit und zu geringer Itemtrennschärfe extrahiert. Eine erneute exploratorische Faktorenanalyse wird nach der Elimination dieser Items durchgeführt, wobei jedes der 47 Items eine $\lambda' > 0,50$ aufweist. Alle Items laden auf einen Faktor. Entsprechend wird eine einfaktorielle

© Der/die Autor(en), exklusiv lizenziert an Springer Fachmedien Wiesbaden GmbH, ein Teil von Springer Nature 2024
A. Kranz, *Einschätzung der Relevanz akademischer Hebammenkompetenzen*,
https://doi.org/10.1007/978-3-658-44873-8_7

Lösung extrahiert. In Bezug auf Hypothese 1 kann die Alternativhypothese H_1 (Den Daten liegt eine eindimensionale Struktur zugrunde) angenommen werden.

In Anbetracht der deskriptiven Itemanalyse lässt sich feststellen, dass das arithmetische Mittel, hier auch die Itemschwierigkeit, bei 9 Items nahe bei $\bar{x} = 3,00$ liegt. Diese Items haben den höheren Informationsgehalt, während bei allen anderen Items ein Bodeneffekt im Hinblick auf die Itemschwierigkeit zu beobachten ist. Ausschließlich 13 Items schöpfen die Antwortmöglichkeiten vollständig aus. Es kann von einer annähernden Normalverteilung im Datensatz ausgegangen werden, da $S < \pm 3,00$ und Kurtosis $< \pm 7,00$ ist. Zusätzlich liegen der Modus, Median und das arithmetische Mittel bei vielen Items nah beieinander. Die Itemtrennschärfe liegt nach Elimination der 15 Items bei allen restlichen 47 Items bei $r_{it} > 0,40$, was auf eine akzeptable Merkmalsdifferenzierung hinweist.

Die Reliabilitätsanalyse zeigt, dass die Zuverlässigkeit der Gesamtskala und die interne Konsistenz sehr gut ist ($\alpha = 0,961$). Folglich kann bei der Hypothese 2 die Alternativhypothese H_1 angenommen werden (Das Messinstrument kann die Kompetenzfacetten von Hebammen reliabel erfassen).

Anschließend wird aufgrund der einfaktoriellen Lösung ein Skalenmittelwert über alle 47 Items hinweg gebildet (inhaltliche Bedeutung des Faktors: Hebammenkompetenz vor dem Hintergrund der Akademisierung des Hebammenberufs). Dieser dient als abhängige Variable in den Signifikanztestungen. Die Voraussetzungen der Varianzhomogenität, Normalverteilung und zwei unabhängige Gruppen ist in beiden durchgeführten t-Tests gegeben. Ein t-Test untersucht die Mittelwertsunterschiede der beiden unabhängigen Gruppen der Hebammen Studierenden ($N = 10$) und der Hebammen Auszubildenden ($N = 7$), wobei ein nicht signifikanter Mittelwertsunterschied resultiert ($t_{df=15} = 0,56$; $p = 0,55$). Entsprechend wird Bezug nehmend auf die Hypothese 3 die Nullhypothese H_0 angenommen (Die Studierenden und Auszubildenden Hebammen unterscheiden sich in ihren Einschätzungen der Merkmale kompetenter Hebammentätigkeit nicht signifikant). Ein weiterer t-Test untersucht die Mittelwertsunterschiede zwischen den beiden unabhängigen Gruppen der hochschulisch ($N = 12$) und fachschulisch ($N = 72$) ausgebildeten Hebammen, wobei sich kein signifikanter Unterschied dieser beiden Gruppe ergibt ($t_{df=82} = -0,83$; $p = 0,41$). Somit kann Bezug nehmend auf Hypothese 4 die Nullhypothese H_0 (Die fachschulisch ausgebildeten und hochschulisch ausgebildeten Hebammen unterscheiden sich in ihren Einschätzungen der Merkmale kompetenter Hebammentätigkeit nicht signifikant) angenommen werden.

Das Add-on der Einordnung der Items in Bedeutungs-Gruppierungen zur Sicherung der praktischen Relevanz zeigt, dass nach deskriptiver Betrachtung der

Items 32 Items von besonders hoher Bedeutung, 29 Items von hoher Bedeutung und ein Item von wenig hoher Bedeutung für die befragten Hebammen sind.

Die zentrale Forschungsfrage der vorliegenden Arbeit (Inwiefern unterscheiden sich die Sichtweisen von akademisierten und nicht akademisierten Hebammen in Hinblick auf die Merkmale kompetenter Hebammentätigkeit?) kann wie folgt beantwortet werden: Die Sichtweisen dieser beiden Gruppen in Bezug auf die Einschätzung kompetenter Hebammentätigkeit unterscheiden sich nicht signifikant voneinander. Beide Gruppen erachten die Akademisierung des Hebammenberufs als bedeutsam, was sich in der Bedeutung des extrahierten Faktors der einfaktoriellen Lösung widerspiegelt.

Darüber hinaus können die Ziele vollständig erfüllt werden, da die Fragebogenstruktur geprüft wird (Hypothese 1), die Prüfung der reliablen Erfassung der Kompetenzfacetten von Hebammen stattfindet (Hypothese 2) sowie die Erfassung der unterschiedlichen Sichtweisen von akademisierten und nicht akademisierten Hebammen erfolgt (Hypothese 3 und 4).

7.2 Diskussion und Interpretation der Hypothesen und von weiteren Ergebnissen

7.2.1 Soziodemographische Charakteristika

In Bezug auf die soziodemographischen Charakteristika der Studienteilnehmenden ist anzumerken, dass 100,0 % (N = 101) der Teilnehmenden dem weiblichen Geschlecht angehören (Selektionsbias). Allerdings ist hierbei zu beachten, dass die Zielgruppe der Studie die Berufsgruppe der Hebammen in Deutschland darstellt. Beispielhaft lässt sich hier anbringen, dass von ca. 10.000 Hebammen im Jahr 2015 ausschließlich vier Hebammen dem männlichen Geschlecht angehören (DHV, 2017). Entsprechend ist zu erwarten, dass 100 % der Teilnehmenden weiblich sind. In Bezug auf den Bildungsabschluss ist auffallend, dass 76,2 % (N = 77) ein Abitur / eine allgemeine oder fachgebundene Hochschulreife aufweisen, obwohl die Ausbildung zur Hebamme lange Zeit bereits mit der Mittleren Reife möglich war (DHV, 2020). Dennoch weisen Hebammen Auszubildende bereits seit langer Zeit ein Abitur oder eine Fachhochschulreife auf (DHV, 2020), was sich in den Daten widerspiegelt. Da das Studium zur Hebamme erst seit kurzer Zeit in Deutschland möglich ist, weisen wie zu erwarten mehr als die Hälfte der Befragten eine abgeschlossene Berufsausbildung als höchsten beruflichen Ausbildungsabschluss auf (55,4 %, N = 56), während nur 10,9 % (N

= 11) einen Bachelorabschluss innehalten. 13,0 % (N = 12,9) dagegen weisen einen Masterabschluss als höchsten beruflichen Ausbildungsabschluss auf.
Es ist anzunehmen, dass die meisten höheren Bildungsabschlüsse (ab Bachelorabschluss) über sekundäre Akademisierung erlangt wurden (Abschnitt 2.1.1.2
Qualifizierung zur akademisierten Hebamme). Fast alle Befragten sind entweder Vollzeiterwerbstätig (N = 58, 57,4 %) oder Teilzeiterwerbstätig (N = 24,
23,8 %). Dies zeigt, dass an der Befragung hauptsächlich erwerbstätige Hebammen teilnehmen, wodurch davon auszugehen ist, dass diese den aktuellen
Herausforderungen und auch Chancen des Hebammenberufs im Umbruch zur
Akademisierung bewusst sind. 71,3 % der befragten Hebammen sind fachschulisch ausgebildet (N = 72) und 6,9 % (N = 7) stellen Hebammen Auszubildende
dar, was die deutliche Mehrheit der Befragten ausmacht. Dagegen sind nur 11,9 %
(N = 12) der befragten Hebammen hochschulisch ausgebildet und 9,9 % (N =
10) stellen Hebammenwissenschaft Studierende dar. Somit herrscht eine unglei-
che Verteilung zwischen akademisierten und nicht akademisierten Hebammen
vor, während die nicht akademisierten Hebammen deutlich überwiegen. Dies
stellt ebenso ein Selektionsbias dar.

7.2.2 Testanalyse

Die folgende Diskussion bezieht sich auf Hypothese 1. Dabei wird die Alternativhypothese H_1 angenommen, welche postuliert, dass den Daten eine eindimensionale Struktur zugrunde liegt. Wird die einfaktorielle Lösung inhaltlich betrachtet,
so lässt sich diesem Faktor die Bedeutung der *Hebammenkompetenz vor dem
Hintergrund der Akademisierung des Hebammenberufs* zuschreiben. Diese einfaktorielle Lösung lässt sich in ihrer Bedeutung durch den aktuellen Forschungsstand
stützen, da sich bereits seit einigen Jahren der Berufsstand der Hebammen in
Deutschland einig darüber ist, dass die Akademisierung des Hebammenberufs
unabdinglich ist (Pflanz et al., 2013). Doch nicht nur national, auch international ist der Bedarf an akademisch ausgebildeten Hebammen seit Jahrzehnten
unumstritten (Butz, Walper & Wangler, 2017a). Diese einfaktorielle Lösung ist
entsprechend inhaltlich von hoher Relevanz, allerdings lässt sich diskutieren,
inwieweit die hier vorliegenden Items diese Lösung vollständig abbilden. Dies
wird im Folgenden genauer betrachtet.
    Die Voraussetzung der exploratorischen Faktorenanalyse stellt die Normalver-
teilung des Datensatzes dar. Hier wird von einer annähernden Normalverteilung
ausgegangen, da die S< ± 3,00 und die Kurtosis< ± 7,00 liegen sowie der Modus,
Median und das arithmetische Mittel bei vielen Items nah beieinander liegen.

Die Annahme der Normalverteilung im vorliegenden Datensatz ist dennoch kritisch zu beurteilen aufgrund der in den Ergebnissen (Abschnitt 7.2.3 Itemanalyse) beschriebenen Schiefe- und Kurtosis-Werte, der Histogramme sowie des signifikanten KS-Tests.

Die Kommunalitäten der Items weisen allesamt $h^2_i > 0,40$ auf, was dafürspricht, dass die Items für die Faktorenlösung geeignet sind. Nach dem Kaiser-Guttmann-Kriterium erklären 15 Faktoren 73,25 % der ursprünglichen Information. Allerdings bleiben 26,75 % der ursprünglichen Information ungeklärt. Dies zeigt, dass die Faktorenlösung die Information nicht ideal abbildet. Das Screeplot weist eine 3-faktorielle Lösung aus, während die Faktorenladungen von einer einfaktoriellen Lösung ausgehen. Aufgrund verschiedener Parameter (geringe Faktorenladungen, geringe Itemschwierigkeit, geringe Itemtrennschärfe) werden 15 Items eliminiert (II1, II2, III1, IV2, VII2, VII4, VII8, VII13, VIII2, VIII5, IX9, IX10, IX11, IX12, IX13). Der Grund für die Elimination der Items liegt entweder darin, dass der Informationsgehalt dieser Items sich bereits in anderen Items wieder findet und diese Items somit eigenständig nicht genug Informationen aufklären oder diese Items schlichtweg inhaltlich irrelevant für das zugrundeliegende Konstrukt sind (Kline, 2015). Alle Items werden daher manuell gesichtet. Die Items weisen inhaltlich keine Überschneidungen mit anderen Items auf. Entsprechend ist davon auszugehen, dass diese Items schlichtweg nicht relevant für das zugrundliegende Konstrukt sind. Dies ist verwunderlich, da sich einige Items (VIII2, VIII5) auf Interdisziplinarität beziehen und dies eine wesentliche Kompetenz für die Hebammenberuf vor dem Hintergrund der Akademisierung darstellt (Schönhardt et al., 2020). Ebenfalls anzumerken ist, dass sich fünf der eliminierten Items (IX9, IX10, IX11, IX12, IX13) auf den Themenkomplex der Entwicklung und Organisation des Berufsstands beziehen. Dies scheint laut den vorliegenden Daten von geringer Relevanz für das Konstrukt der Hebammenkompetenz vor dem Hintergrund der Akademisierung des Hebammenberufs zu sein. Allerdings liegt der Grund der Akademisierung u. a. in den sich verändernden Rahmenbedingungen (Schönhardt et al., 2020), welche sich in diesen Items wiederfinden. Weiter beziehen sich die Items III1 und IV2 auf wissenschaftliches Fachwissen und evidenzbasiertes Handeln. Das Ziel das Akademisierung liegt in der Evidenzbasierung (Schönhardt et al., 2020), weshalb die Elimination dieser Items ebenso fraglich ist. Durch die einfaktorielle Faktorenlösung ist allerdings ein hoher Informationsverlust zu beobachten (ein Faktor erklärt 32,85 % der Gesamtvarianz). Es ist ebenfalls möglich, dass die extrahierten Items ggf. anderen Faktoren angehören, die im Datensatz nicht vertreten sind. Sie können dennoch von Relevanz für das gesamte Konstrukt sein und im vorliegenden Fragebogen nur nicht ausreichend abgebildet werden. Es muss an dieser Stelle beachtet werden, dass jedes Ergebnis nur ein mögliches Faktorenmodell darstellt (Hinderks & Thomaschewski, 2018), die Schwächen der hier erlangten einfaktoriellen Lösung sind bereits dargelegt.

Weiter ist zu bedenken, dass bei der Durchführung einer Faktorenanalyse die Stichprobengröße entscheidend ist. In der Literatur lassen sich hierzu unterschiedliche Empfehlungen ausfindig machen. Einerseits werden Empfehlungen zu einer absoluten Zahl von Teilnehmenden (N) abgegeben, während andererseits das Verhältnis der Anzahl der Items (N) zur Anzahl der Teilnehmenden (p) gegeben werden (N/p) (Hinderks & Thomaschewski, 2018). Wird die absolute Zahl von Teilnehmenden betrachtet, so sprechen Comrey & Lee (2013) und Bühner (2011) davon, dass (N): = 100 schlecht, = 200 angemessen, = 300 gut, = 500 sehr gut und = 1.000 oder höher exzellent wäre. Wird das Verhältnis der Items zu Teilnehmenden in der Literatur betrachtet, so lässt sich eine hohe Bandbreite feststellen. So empfehlen bspw. Nunnally & Bernstein (2010) das Verhältnis 10:1, während MacCallum, Widaman, Zhan und Hong (1999) die Unterschreitung von 5:1 nicht empfehlen. In der hier vorliegenden Arbeit wurde die Empfehlung von Wirtz (2021e) gewählt, welche von einer Mindeststichprobengröße bei einer Testanalyse von N>100 und dem Verhältnis von 10:1 mit der Untergrenze 5:1 ausgeht. Diese unterschiedlichen Angaben erschweren eine geeignete Anzahl an Teilnehmenden für die Testkonstruktion festzumachen. In der vorliegenden Arbeit liegt die Teilnehmendenanzahl bei N = 101, ausschließlich die Empfehlung N>100 erfüllt und nicht das Verhältnis 5:1, was in diesem Fall N>310 wäre. Eine konfirmatorische Faktorenanalyse mit einer größeren Anzahl an Teilnehmenden (N>310) wird daher zur Prüfung des extrahierten Modells empfohlen.

7.2.3 Itemanalyse

Die Itemanalyse wird für alle ursprünglichen 62 Items durchgeführt, ausschließlich die Itemtrennschärfe wird nach Elimination der Items erneut berechnet. In Bezug auf die deskriptive Itemanalyse ist anzumerken, dass ausschließlich 13 Items Max = 6,00 erreichen. Bei allen anderen Items werden die Antwortmöglichkeiten nicht vollständig ausgeschöpft. Es ist zu beobachten, dass ausschließlich 9 Items eine ausreichende Itemschwierigkeit aufweisen, alle anderen Items weisen dagegen einen Bodeneffekt auf. Eine Tendenz zur Zustimmung bzw. zur Auswahl von Antwortmöglichkeiten, die sich auf Höchste / Hohe / Eher hohe Priorität beziehen, lässt sich somit feststellen. Diese Beobachtungen beeinträchtigen die Itemqualität. Es sollte daher revidiert werden, ob die Items von ausreichender Qualität sind. Es wird empfohlen, die Items zu überarbeiten, sodass eine bessere Itemschwierigkeit resultiert und die Qualität der Items somit verbessert wird. Die Itemtrennschärfe liegt bei allen Items (nach Elimination der Items) über dem Grenzwert von $r_{it}>0{,}40$. Alle Items sagen eine akzeptable Merkmalsdifferenzierung vorher, was wiederum für die Qualität der Items spricht.

7.2.4 Reliabilitätsanalyse

Die Diskussion der Reliabilitätsanalyse bezieht sich auf Hypothese 2, die postuliert, dass das Messinstrument die Kompetenzfacetten von Hebammen reliabel erfassen kann. Es resultiert ein Cronbachs Alpha von $\alpha = 0{,}961$, das eine sehr gute interne Konsistenz und Zuverlässigkeit der Gesamtskala abbildet. Somit kann die Alternativhypothese H_1 angenommen werden, die von einer reliablen Erfassung der Kompetenzfacetten von Hebammen durch das Messinstrument ausgeht. Allerdings ist an dieser Stelle Cronbachs Alpha zu diskutieren, da dieses Maß einige Schwächen mit sich bringt.

Die Grundidee von Cronbachs Alpha besteht darin, dass für einen aus mehreren Items bestehenden Test die Testwertvariable als Summe der Itemvariablen gebildet wird (Gäde, Schmelleh-Engel & Werner, 2020). Die Reliabilität für diese Summenvariable wird anhand der Varianzen und Kovarianzen der Items bestimmt. Die Voraussetzungen für eine tatsächliche Schätzung der Reliabilität durch Cronbachs Alpha besteht in gegebener essentieller τ-Äquivalenz (Gäde et al., 2020). Das bedeutet, dass sowohl eine Eindimensionalität als auch identische True-Score-Varianzen aller Itemvariablen vorliegen. Hierfür müssen die Kovarianzen aller Itempaare identisch sein. Empirisch zeigt sich dies durch die annähernd identischen Kovarianzen für alle Itempaare (Gäde et al., 2020). Alle Items weisen dann in diesem Fall eine identische Faktorenladung auf. Die Fehlervarianz kann sich über alle Items hinweg unterscheiden, während die wahre Varianz für alle Items identisch sein muss. Cronbachs Alpha entspricht also nur der Reliabilität der Testvariablen, wenn die essentielle τ-Äquivalenz gegeben ist, andernfalls stellt Cronbachs Alpha kein geeignetes Reliabilitätsmaß dar (Gäde et al., 2020). Im Falle der vorliegenden Arbeit werden die Voraussetzungen für Cronbachs Alpha nicht erfüllt, es herrscht zwar eine Eindimensionalität im Datensatz vor, aber die Kovarianzen der Items sind nicht identisch. Die Faktorenladungen weisen unterschiedliche Werte auf. Zwar liegen alle Faktorenladungen nach Elimination der Items $\lambda'>0{,}50$, allerdings zeigen sich nicht identische Werte auf. Entsprechend kann die Schätzung der Reliabilität verzerrt sein (Gäde et al., 2020). Dennoch wird Cronbachs Alpha angewendet, da dies das bekannteste und häufigste verwendete Reliabilitätsmaß darstellt (Gäde et al., 2020). Es gilt jedoch

in weiteren Untersuchungen ein anderes Reliabilitätsmaß (bspw. Bollens Omega
ω) anzuwenden, für das die Voraussetzungen im Datensatz vollständig erfüllt
sind.

7.2.5 Signifikanztestungen

Die Diskussion der Signifikanztestungen bezieht sich auf Hypothese 3 und
Hypothese 4, die einen signifikanten Unterschied der Einschätzungen von den
Merkmalen kompetenter Hebammentätigkeit der akademisierten und nicht aka-
demisierten Hebammen postulieren. Die Voraussetzungen für beide t-Test sind
erfüllt (Varianzhomogenität, intervallskalierte abhängige Variable und Normal-
verteilung). Beide t-Tests zeigen ein nicht signifikantes Ergebnis und nehmen die
Nullhypothese H_0 an ($t_{df=82}$ =-0,83; p = 0,41 & $t_{df=15}$ = 0,56; p = 0,55). Die
Annahme der Nullhypothese H_0 bedeutet in beiden Fällen, dass der gefundene
Unterschied der Mittelwerte zufällig zustande gekommen ist. Die Nullhypothese
H_0 geht davon aus, dass die Stichproben aus zwei Populationen mit identischem
Mittelwert stammen (Rasch, Hofmann, Firese & Naumann, 2010). Bereits kurz
diskutiert wird die Annahme der annähernden Normalverteilung in dem vorliegenden Datensatz (Abschnitt 7.2.2 Testanalyse). Der t-Test ist allerdings robust
gegenüber Verletzungen dieser Voraussetzung, was bedeutet, dass der t-Test dennoch zuverlässige Ergebnisse liefert (Rasch et al., 2010). Wichtig ist beim t-Test
allerdings, dass die Stichproben annährend dieselbe Größe haben und nicht zu
klein sind ($N_1 = N_2 \geq 30$) (Rasch et al., 2010). In der vorliegenden Arbeit ist der
t-Test für fachschulisch (N = 72) und hochschulisch ausgebildete Hebammen (N
= 12) mit sehr unterschiedlich großen Gruppen konfrontiert. Zwar ist die Gruppe
der fachschulisch ausgebildeten Hebammen $N \geq 30$, die Gruppe der ausgebildeten Hebammen ist allerdings $N \leq 30$. Im zweiten t-Test sind die zwei Gruppen
zwar ähnlich groß (Hebammen Studierende N = 10, Hebammen Auszubildende
N = 7), allerdings sind diese beiden Gruppen $N \leq 30$. Es kann davon ausgegangen werden, dass die Ergebnisse des t-Tests fehlerhaft sind, wenn die Stichproben
kleiner oder deutlich unterschiedlich groß sind (Rasch et al., 2010). Daher müssen die Ergebnisse der t-Tests mit Vorsicht betrachtet werden. Es ist anzumerken,
dass ein nicht signifikantes Ergebnis des t-Tests die Alternativhypothese nicht
zwingend ausschließt. Es könnte in Wirklichkeit die Alternativhypothese H_1 gel-
ten. Dies wird durch den ß-Fehler beschrieben (Rasch et al., 2010). Auch dies
kann in den vorliegenden t-Tests nicht völlig ausgeschlossen werden.

Werden nun die Ergebnisse des t-Tests inhaltlich diskutiert, so lässt sich feststellen, dass die Einigkeit der Hebammen über die akademisierte Hebammenkompetenz bereits in anderen Untersuchungen festgestellt wird. So beschreiben Pflanz et al. (2013), dass die in dieser Untersuchung befragten Hebammen der Akademisierung positiv gegenüberstehen, da sowohl eine gesellschaftliche Anerkennung als auch eine Professionalisierung der Berufsgruppe hierdurch resultieren wird. Auch die Steigerung der Ausbildungsqualität und die eigenständige Entwicklung der Hebammenforschung wird von den befragten Hebammen einstimmig begrüßt (Pflanz et al., 2013). Weitere Untersuchungen zeigen, dass alle Beteiligten Akteure an einer Akademisierung, darunter auch die nicht akademisierten Hebammen, einstimmig das Studium zur Hebamme befürworten (Butz et al., 2017a). Allerdings wird bereits in Abschnitt 3.2 (Was ist eine „Gute Hebamme"? – Sichtweisen der akademisierten und nicht akademisierten Hebammen) aufgezeigt, dass grundsätzliche Unterschiede in den Einschätzungen dieser beiden Gruppen beobachtet werden. Entsprechend lässt sich schlussfolgern, dass zwar Einigkeit des Berufsstands der Hebammen über die Notwendigkeit der akademisierten Hebammenkompetenz besteht, was sich durch die Ergebnisse der hier vorliegenden nicht signifikanten t-Tests unterstreichen lässt. Allerdings ist ebenfalls zu beachten, dass sich die Ansichten hinsichtlich der Ausgestaltung der akademisierten Hebammenkompetenz zwischen den akademisierten und nicht akademisierten Hebammen laut dem aktuellen Forschungsstand unterscheiden.

Allerdings könnte der Tatsache, dass keine Studien ausfindig gemacht werden, die keine signifikanten Unterschiede in den Ansichten der akademisierten und nicht akademisierten Hebammen feststellen, auch ein Publicationbias zugrunde liegen. Dieser geht davon aus, dass Studien, die nicht statistisch signifikante Unterschiede feststellen, seltener oder später publiziert werden als Studien mit signifikanten Resultaten (Wirtz, 2022).

Es lässt sich also zusammenfassend festhalten, dass die nicht signifikanten Ergebnisse des t-Tests nicht per se bedeuten, dass keine Mittelwertsunterschiede zwischen den beiden Gruppen der akademisierten und nicht akademisierten Hebammen existieren. Der t-Test deutet zwar darauf hin, dies sollte aber anhand deutlich größerer und ähnlich großer Stichproben erneut geprüft werden.

7.2.6 Gütekriterien

Das Kontinuum vom Laienfragebogen hin zum wissenschaftlichen Fragebogen wird durch die Qualitätsanforderungen (Gütekriterien) bestimmt (Moosbrugger & Kelava, 2020), welche im Folgenden diskutiert werden.

Die Durchführungsobjektivität ist in der vorliegenden Arbeit durch die standardisierten Durchführungsbedingungen gegeben, indem die Teilnehmenden den Fragebogen selbstständig ausfüllen, eine computerbasierte Durchführung erfolgt sowie den Teilnehmenden eine standardisierte Instruktion vorgelegt wird. Allerdings kann nicht ausgeschlossen werden, dass die Teilnehmenden bei der Beantwortung der Fragen durch Familienmitglieder o.Ä. beeinflusst werden, da es sich um eine Online-Befragung handelt. Außerdem ist anzumerken, dass keine Angaben zur vorgesehenen Zeitdauer getroffen werden, welche laut Moosbrugger & Kelava (2020) zur Durchführungsobjektivität zählen. Diese merken ebenfalls an, dass eine absolute Durchführungsobjektivität zwar anzustreben ist, aber in der Realität nicht stets erreichbar ist (Moosbrugger & Kelava, 2020). Darüber hinaus ist die Auswertungsobjektivität in der vorliegenden Arbeit vollständig erfüllt. Die Interpretationsobjektivität ist durch Dokumentation und Nachvollziehbarkeit und Angaben von statischen Werten wie Standardabweichungen und Signifikanzen ebenfalls erfüllt. Allerdings ist die normierte Interpretation sowie die kriteriumsorientierte Interpretation nicht erfüllt. Weiter lässt sich in Bezug auf die eingehaltene Ökonomie diskutieren, inwieweit insbesondere der zeitliche Aufwand gerechtfertigt ist. Die Beantwortung des Fragebogens nimmt einige Zeit des Teilnehmenden in Anspruch (ca. 30 Minuten). In Bezug auf die ausgedehnte Länge des Fragebogens muss angemerkt werden, dass eine Online-Befragung nicht länger als 15 Minuten sein sollte, da mit wachsender Länge die Antwortverweigerung steigt und die Datenqualität der vorhandenen Daten sinkt (Döring & Bortz, 2016). Zwar wird der Erkenntnisgewinn als hoch angesehen, da wichtige Erkenntnisse für die Studiengangs-Entwicklung der Hebammenwissenschaft gezogen werden können, es ist dennoch schwer zu beurteilen, ob die aufgewendete Zeit sowohl der Teilnehmenden als auch der Forschenden angemessen im Verhältnis zum Erkenntnisgewinn steht und ob die Datenqualität durch diese Länge noch gewährleistet ist.

Dagegen sind die Nützlichkeit, Fairness und Zumutbarkeit vollumfänglich erreicht. In Bezug auf die Unverfälschbarkeit ist anzumerken, dass die soziale Erwünschtheit einen Schwachpunkt des Fragebogens darstellt. Zwar wird versucht, durch die Prioritäts-Angaben als Skalen-Beschriftung den sozial erwünschten Antworten entgegenzuwirken, dennoch lässt sich ein Bodeneffekt bei der Antwortauswahl beobachten mit einer klaren Tendenz zur Zustimmung bzw.

hohen Priorität-Auswahl. Dies kann die Ergebnisse verzerren. In Bezug auf die fehlende Kriteriumsvalidität ist zu diskutieren, dass diese in der vorliegenden Arbeit nicht gegeben ist, wodurch die Validität gewisse Einschränkungen mit sich bringt. Dennoch ist anzumerken, dass sowohl die Konstruktvalidität und die Inhaltsvalidität in vollem Maße gegeben sind und der Fokus der Arbeit auf der internen Validität liegt. Entsprechend wird trotz dieser Einschränkung der fehlenden Kriteriumsvalidität die Validität durch die anderen genannten Facetten abgebildet. Die externe Validität ist nicht gewährleistet.

Im Hinblick auf das Gütekriterium der Reliabilität lässt sich anbringen, dass dies vollständig gegeben ist. Der Reliabilitätskoeffizient Cronbachs Alpha für die Gesamtskala ($\alpha = 0{,}961$) zeigt, dass die Zuverlässigkeit der Gesamtskala und die interne Konsistenz sehr gut ist.

Es lässt sich zusammenfassen, dass die Anforderungen an empirische Messverfahren mit gewissen Einschränkungen gegeben sind. Vollumfänglich sind die Auswertungsobjektivität sowie die Konstrukt- und Inhaltsvalidität gegeben. Auch die Reliabilität ist in hohem Maße erfüllt, ebenso wie die Nützlichkeit, die Fairness und die Zumutbarkeit. Mit gewissen Einschränkungen ist die Durchführungsobjektivität, die Ökonomie, die Unverfälschbarkeit und die Interpretationsobjektivität gegeben. In keinem Maße erfüllt ist dagegen die Kriteriumsvalidität und die externe Validität.

7.2.7 Add-on: Einordnung der Items in Bedeutungs-Gruppierungen zur Sicherung der praktischen Relevanz

Die Gruppierung der arithmetischen Mittel der Items (rein deskriptive Statistik) hinsichtlich ihrer Bedeutung für die befragten Hebammen ergibt, dass 32 Items, also mehr als die Hälfte der gesamten Items, von besonders hoher Bedeutung für die befragten Hebammen sind. 29 Items sind dagegen von hoher Bedeutung, während ausschließlich ein einzelnes Item von wenig hoher Bedeutung für die befragten Hebammen ist. Kein Item kann der Kategorie der geringen oder keiner Bedeutung zugeordnet werden. Die höchste Zustimmung erhält das Item II3 (Aufrechterhaltung & Förderung Gesundheit der Frau) $\bar{x} = 1{,}26$ ($\sigma = 0{,}48$), gefolgt von Item VII2 (Pathologische Befunde Ärztinnen und Ärzte hinzuziehen) $\bar{x} = 1{,}28$ ($\sigma = 0{,}55$). Die dritt höchste Zustimmung erfährt das Item II2 (Rolle der Hebamme als Primärversorgende und Unterstützende) $\bar{x} = 1{,}29$ ($\sigma = 0{,}535$). Von hoher Bedeutung sind bspw. die Items VI2 (Sammlung Informationen & Analyse der Situation) $\bar{x} = 2{,}01$ ($\sigma = 0{,}88$), IX13 (Autonomie & Zuständigkeit nach ethischen, rechtlichen und wissenschaftlichen Prinzipien) $\bar{x} = 2{,}02$ ($\sigma = 0{,}95$), III5 (Burn out Prophylaxe) $\bar{x} = 2{,}03$ ($\sigma = 0{,}77$). Von wenig hoher Bedeutung ist das Item VI (Forschungskompetenz der Hebamme) $\bar{x} = 3{,}10$ ($\sigma = 0{,}96$).

Besonders auffallend ist dabei, dass alle Items, welche sich auf die Entscheidungs-, Steuerungs- und Handlungskompetenz (II1, II2, II3, II4, II5, II6) beziehen, von besonders hoher Bedeutung für die befragten Hebammen sind[1]. Diese Kompetenzen beziehen sich insbesondere auf die Ermittlung von fachlich vertretbaren Handlungsoptionen sowie auf die Förderung von physiologischen Prozessen und präventiven Interventionen. Inbegriffen ist auch der Einbezug von anderen Gesundheitsfachberufen und Ärztinnen und Ärzte, wenn pathologische Verläufe eintreten (Universität Tübingen, 2020). Die Relevanz dieser Items zeigt sich in der durchgängig für alle Items besonders hohen Bedeutungszuschreibung. Die Bedeutsamkeit dieser Items lässt sich durch internationale Kompetenzprofile für die akademische Hebammentätigkeit stützen. So finden sich die Aspekte der Entscheidungs-, Steuerungs- und Handlungskompetenz im Kompetenzprofil des ICMs wieder. Beispielhaft lässt sich hier die Kompetenz *„1.1 Recognise abnormalities and complications and institute appropriate treatment and referral"* (ICM, 2019, S. 12) anbringen, die sich auf das Hinzuziehen von anderen Professionen bei pathologischen Verläufen bezieht. Ein weiteres Beispiel hierfür stellt die Kompetenz 2.e (*Promote and support health behaviours that improve wellbeing*) (ICM, 2019, S. 14) dar, die sich auf den hohen Stellenwert von präventiven Interventionen fokussiert (ICM, 2019). Auch in Studien über die Eigenschaften einer „Guten Hebamme" sind Kompetenzen für das sichere Handeln als Hebamme als relevant eingestuft (Butler et al., 2006). Es ist also von hoher Bedeutsamkeit die Entscheidungs-, Steuerungs- und Handlungskompetenz in die akademische Ausbildung der Hebammen zu integrieren, welchem das Kompetenzrad aus dem Praxiscurriculum des Studiengangs Hebammenwissenschaft BSc. (Abteilung Hebammenwissenschaft Tübingen, 2021) in Tübingen bereits nachkommt.

Auch die Items, welche sich auf die Reflexionsfähigkeit der Hebamme beziehen (III1, III2, III3, III4, III5), sind in den meisten Fällen (mit der Ausnahme von

---

[1] Hier wird Bezug genommen auf die inhaltliche Bedeutung der einzelnen Items, die unabhängig von der extrahierten Faktorenlösung betrachtet werden. Die inhaltliche Bedeutung leitet sich vom Kompetenzrad des Praxiscurriculums des Studiengangs Hebammenwissenschaft (BSc.) in Tübingen ab, welches acht übergeordnete Kompetenzen mit Unteraspekten aufweist. Es geht hier ausdrücklich um den Inhalt, um die praktische Relevanz zu sichern und nicht um die statistische extrahierte Faktorenlösung. Dies ist unabhängig voneinander zu betrachten.

Item III4 & III5) in der vorliegenden Befragung von besonders hoher Bedeutung. Diese Items beziehen sich insbesondere auf Fähigkeiten, welche idealerweise bereits vor dem Studium vorhanden sind (bspw. Geduld, Empathie, Respekt, Toleranz). Ebenfalls hinzu zählt die ethische Reflexion der eigenen Werte und des eigenen Handelns sowie die richtige Einstellung zum Hebammenberuf (Abteilung Hebammenwissenschaft Tübingen, 2021). Die Bedeutsamkeit dieser Kompetenzen lässt sich durch die Theorie einer „Guten Hebamme" von Halldorsdottir und Karlsdottir (2011) stützen, die davon ausgeht, dass eine „Gute Hebamme" sich persönlich und beruflich weiterentwickelt und sich selbst und ihre Handlungen stets reflektiert (Halldorsdottir & Karlsdottir, 2011). Auch das Kompetenzprofil des DHVs nimmt diese Anforderung der Reflexionsfähigkeit einer Hebamme auf. Sichtbar wird dies u. a. in der Kompetenz „*1.3 Planen, begründen und reflektieren des eigenen Handelns auf der Grundlage von wissenschaftlichen Erkenntnissen und berufsethischen Wertehaltungen und Einstellungen sowie Beteiligung an der Berufsentwicklung"* (DHV, 2019, S. 8). Es lässt sich festhalten, dass die Reflexionsfähigkeit einerseits in Theorien einer „Guten Hebamme" Einzug findet, ebenso aber in vergleichbaren Kompetenzprofilen zur akademischen Ausbildung von Hebammen. Die in der vorliegenden Arbeit befragten Hebammen bewerten diese Fähigkeiten ebenso als besonders bedeutsam. Dies gilt es also in der akademischen Ausbildung zu berücksichtigen. Das Kompetenzrad des Praxiscurriculums des Studiengangs Hebammenwissenschaft BSc. in Tübingen (Abteilung Hebammenwissenschaft Tübingen, 2021) kommt auch dieser Anforderung bereits nach.

Die Mehrheit der Items, welche sich auf die analytisch-diagnostische Begründungsfähigkeit beziehen, lassen sich in die Kategorie der besonders hohen Bedeutung einstufen (IV2, IV3, IV4), mit der Ausnahme des Items VI, welches der hohen Bedeutung zugeordnet ist. Diese Kompetenzen handeln insbesondere von dem begründeten Handeln und der Erkennung von regelabweichenden Verläufen. Auch die Wahrnehmungsfähigkeit auf allen Ebenen zählt zu diesen Kompetenzen hinzu (Abteilung Hebammenwissenschaft Tübingen, 2021). Das Kompetenzprofil des DHVs bezieht dies ebenso mit ein, indem insbesondere das Erkennen und Behandeln von regelabweichenden Verläufen fokussiert wird, sichtbar in Kompetenz „*1.8 Abweichungen vom regelrechten Verlauf und Komplikationen erkennen und eine angemessene Behandlung und/oder gezielte Überweisung einleiten"* (DHV, 2019, S. 11). Das Item IV1, welches weniger hohe Bedeutung zugeschrieben wird als den anderen Items dieser Domäne, bezieht sich auf die Erfüllung von rechtlichen Vorgaben und die Unterstützung der Evidenzbasierung. Vor dem Hintergrund der Akademisierung wird kritisch angesehen, dass dieses Item den Befragten weniger wichtig erscheint als die anderen Items dieser Domäne. Dem liegt zugrunde, dass das evidenzbasierte Handeln entscheidend für die Weiterentwicklung des Hebammenberufs an die aktuellen Herausforderungen ist (Schönhardt et al., 2020). Hier bedarf es Aufklärung und Einbezug der nicht akademisierten Hebammen, um den gesamten Berufsstand auf die aktuellen Herausforderungen aufmerksam zu machen. Aber auch die angehenden akademisierten Hebammen müssen mit besonderem Fokus Kompetenzen entwickeln, um die Evidenzbasierung zu gewährleisten. Es gilt also, diesen Aspekt in der akademischen Ausbildung von Hebammen zu etablieren. Die analytisch-diagnostische Begründungsfähigkeit findet in dem Kompetenzrad des Praxiscurriculums des Studiengangs Hebammenwissenschaft BSc. in Tübingen (Abteilung Hebammenwissenschaft Tübingen, 2021) bereits Anwendung, allerdings sollte der Fokus auf Evidenzbasierung verstärkt werden.

Die Mehrheit der Items, welche sich auf die Fachkompetenz – geburtshilfliches Wissen (V1, V2, V3, V4, V5, V6, V7) beziehen, sind von hoher Bedeutung für die befragten Hebammen (mit Ausnahme von Item V4 und V6 – besonders hohe Bedeutung). Dabei beschreiben all diese Items das erforderliche Wissen und Können, um den beruflichen Anforderungssituationen gerecht zu werden (Abteilung Hebammenwissenschaft Tübingen, 2021). Die Wichtigkeit und Relevanz dieser Domäne wird bereits von Pehlke Milde (2009) beschrieben. Umfassendes Wissen ist eine zentrale Grundlage von beruflicher Kompetenz, wobei im Mittelpunkt umfangreiches Fachwissen steht, um eine sichere geburtshilfliche Versorgung zu ermöglichen. In das geburtshilfliche Wissen zählt auch erfahrungsbasiertes Wissen hinein (Pehlke-Milde, 2009). Dieser Aspekt wird von den hier befragten Hebammen von besonders hoher Bedeutung angesehen (Item V4 traditionelles und erfahrungsbasiertes Wissen), während bspw. Item V3 Wissen über Frauengesundheit in der Kategorie hohe Bedeutung wiederzufinden ist. Diese Diskrepanz der wissenschaftlichen Sichtweise der Medizin (inkl. Fachwissen) und der Erfahrung und Intuition (inkl. erfahrungsbasiertes Wissen) wird bereits in der Literatur beschrieben (Pflanz et al., 2013). Insbesondere nicht akademisierte Hebammen bewerten das erfahrungsbasierte Wissen höher als das erlernbare Fachwissen (Pflanz et al., 2013). Allerdings ist entscheidend, dass dem erfahrungsbasierten Wissen ein hoher Stellenwert auch in der akademischen Ausbildung zuzuschreiben ist. Insbesondere spezifische persönliche Eigenschaften, wie Fürsorge und Mitgefühl, sollten dabei Beachtung finden. Dies wird bereits von anderen Untersuchungen beschrieben, welche ebenfalls die Eigenschaften einer „Guten Hebamme" anhand der Aussagen von akademisierten Hebammen beurteilen (Feijen-de Jong et al. 2017 & Carolan, 2013). Es gilt dem erfahrungsbasierten Wissen und den spezifischen Eigenschaften einer Hebamme

(Fürsorge und Mitgefühl) ausreichend Aufmerksamkeit auch in der akademischen Ausbildung zuzuwenden, ohne dass das relevante und ebenso entscheidende geburtshilfliche Fachwissen vernachlässigt wird. Dies wird im Kompetenzrad des Praxiscurriculums des Studiengangs Hebammenwissenschaft BSc. in Tübingen bereits berücksichtigt, in dem die Fachkompetenz sowohl durch Fachwissen als auch durch Erfahrungswissen / Handwissen beschrieben wird (Abteilung Hebammenwissenschaft Tübingen, 2021). Das Einfühlvermögen findet ebenfalls Anwendung im Kompetenzrad, untergeordnet der intra- und interdisziplinären Kooperation und Zuständigkeit. Aufgrund der besonders hohen Relevanz für die befragten Hebammen des traditionellen und erfahrungsbasierten Wissens, welches sich durch aktuelle Literatur in seiner Relevanz stützen lässt, sollte die Überlegung erfolgen, diesem Aspekt in dem Kompetenzrad mehr Gewicht zukommen zu lassen. Dies könnte als eigene übergeordnete Kompetenz erfolgen, die sich wiederrum in mehrere Unteraspekte gliedert. Damit dieser Aspekt nicht im Widerspruch zum wissenschaftlich basierten Fachwissen steht, bedarf es insbesondere den Einbezug und die Aufklärung über die Wichtigkeit dessen der nicht akademisierten Hebammen. Schließlich werden die nicht akademisierten Hebammen die nächsten Jahre die akademische Ausbildung der Hebammen mitgestalten (Schönhardt et al., 2020). Dabei ist ein entscheidender Faktor bei der Gewährleistung der Qualität der Hebammenausbildung zweifellos das Kompetenzniveau der Hebammenausbilder/-innen. Ihr Kompetenzniveau muss sorgfältig geprüft werden (Joeri & Vivilaki, 2021). Diesem Aspekt sollte besondere Beachtung geschenkt werden, denn ohne die Vermittlung der notwendigen Kompetenzen bereits in dem Hebammenstudium, können zukünftig akademisierte Hebammen diese Kompetenzen unmöglich aufweisen. Es gilt also, die Hebammenausbildenden bereits frühzeitig in jegliche Aspekte der Akademisierung miteinzubeziehen.

Die Beziehungsfähigkeit und Kommunikationskompetenz, welche sich im Inhalt der Items VII1, VII2, VII3, VII4, VII5, VII6, VII7, VII8, VII9, VII10, VII11, VII12, VII13, VII14, VII5 widerspiegelt, wird in fast allen Items als besonders hohe Bedeutung von den befragten Hebammen bewertet. Ausschließlich die Items VII5, VII6, VII13 finden sich in der Kategorie der hohen Bedeutung wieder. Die Beziehungsfähigkeit und Kommunikationskompetenz bezieht sich auf sozial-psychologische Fähigkeiten der Beziehungsbildung und der Verständigung (Abteilung Hebammenwissenschaft Tübingen, 2021). Die besonders hohe Bedeutsamkeitszuschreibung dieser Items von den befragten Hebammen ist wenig verwunderlich, da diese Kompetenz in der Literatur und auch in aktuellen Kompetenzprofilen von Hebammen als bedeutsam eingeschätzt wird. So verweisen Halldorsdottir und Karlsdottir (2011) in ihrer Theorie über eine „Gute Hebamme" auf die zwischenmenschliche Kompetenz von Hebammen, wodurch die Hebamme zur Kommunikation und positiven Partnerschaft mit der Frau und ihrer Familie befähigt ist (Halldorsdottir & Karlsdottir, 2011). Auch weitere Studien über die Eigenschaften einer „Guten Hebamme" beschreiben, dass effektive Kommunikation entscheidend ist (Butler et al., 2006). In internationalen Kompetenzprofilen, wie bspw. des ICMs, ist die Kommunikation als eigenständige Kompetenz aufgeführt „*1.h. Demonstrate effective interpersonal communication with women and families, health care teams, and community groups*" (ICM, 2019, S. 10). Dieser Forderung nach Kommunikationskompetenz und Beziehungsfähigkeit kommt das Kompetenzrad des Praxiscurriculums des Studiengangs Hebammenwissenschaft BSc. in Tübingen (Abteilung Hebammenwissenschaft Tübingen, 2021) nach. Es gilt, diese Kompetenzen besonders in den Fokus zu rücken aufgrund der enormen Relevanz für den Hebammenberuf.

Fast alle Items, welche sich inhaltlich auf die intra- und interdisziplinäre Kooperation und Zuständigkeit beziehen (VIII1, VIII2, VIII3, VIII4, VIII5, VIII6), werden von den befragten Hebammen mit besonders hoher Bedeutung zugeschrieben. Dabei bilden zwei Items die Ausnahme (VIII5, VIII6), die der Kategorie der hohen Bedeutung angehören. Die intra- und interdisziplinäre Kooperation und Zuständigkeit bezieht sich auf die interprofessionelle Zusammenarbeit von Hebammen mit anderen Professionen für die optimale Versorgung von Kind und Frau (Abteilung Hebammenwissenschaft Tübingen, 2021). Die Relevanz dieser Kompetenzen lässt sich durch Literatur stützen. So sollen Hebammen in der Lage sein, Grenzen und Zuständigkeiten richtig einzuschätzen und die betreute Frau entsprechend weiterzuleiten (Pflanz et al., 2013). Auch in aktuellen Kompetenzprofilen findet dies Einzug. Hier lässt sich erneut das Kompetenzprofil des DHVs anbringen, indem sich dies in der Kompetenz „*1.10.3. In interdisziplinären Teams an der Versorgung und Behandlung von Frauen mitwirken und Kontinuität an Schnittstellen sichern*" (DHV, 2019, S. 13) widerspiegelt. Eine wichtige Herausforderung für die akademische Hebammenausbildung stellt der Einbezug von Medizinstudierenden sowie Auszubildenden in der Geburtshilfe dar. So können Kompetenzen gefördert werden, welche für die multidisziplinären Teams unerlässlich sind. Die Ausbildung interprofessionell zu gestalten ist ein bereits seit langem etablierter und anerkannter Mechanismus zur Verbesserung der Gesamtqualität der Leistungen von Studierenden im Gesundheitswesen (Joeri & Vivilaki, 2021). Nur wenn interprofessionelle Kompetenzen entwickelt werden, kann eine ganzheitliche Hebammenbetreuung stattfinden. Das Kompetenzrad des Praxiscurriculums des Studiengangs Hebammenwissenschaft BSc. in Tübingen (Abteilung Hebammenwissenschaft Tübingen, 2021) kommt auch dieser entscheidenden Kompetenzen bereits nach. Es sollte allerdings revidiert werden, ob der Einbezug von Medizinstudierenden oder Auszubildenden anderer verwandter Fachberufe sinnvoll ist, um bereits in der frühen Phase der Hebammentätigkeit die Interprofessionalität zu sichern.

Auffallend ist, dass alle Items, welche sich auf die Organisation und Entwicklung (IX1, IX2, IX3, IX4, IX5, IX6, IX7, IX8, IX9, IX10, IX11, IX12, IX13) beziehen, von hoher Bedeutung sind, aber kein einziges dieser Items in der Kategorie der besonders hohen Bedeutung wiederzufinden ist. Diese Items beziehen sich auf das geburtshilfliche Versorgungsangebot in Anbetracht der sich wandelnden Gesellschaft. Ebenso findet Einzug, dass die professionelle Praxis von ethischen und beruflichen Normen zu führen ist (Pehlke-Milde, 2009). Ein Grund für die Akademisierung des Hebammenberufs ist neben vielen weiteren Gründen, dass sich der Berufsstand der sich wandelnden Gesellschaft anpassen muss. Dazu zählen gesellschaftliche, gesundheits- und bildungspolitische sowie strukturelle und demographische Entwicklungen, welche sich weltweit abzeichnen (Schönhardt et al., 2020). Entsprechend kommt dieser Domäne der Organisation und Entwicklung mit all seinen hier dazugehörigen Items noch mehr Bedeutung zu, als es bisher im Berufsstand der Hebammen je hatte. Es wird dringend empfohlen, diesen Aspekt im Kompetenzrad des Praxiscurriculums in Tübingen aufzunehmen. Auch der DHV ist dieser Anforderung bereits nachgekommen und hat in der Kategorie der *Allgemeinen Kompetenzen* in ihrem Kompetenzprofil bereits in der ersten Kompetenz den genannten Aspekt wie folgt berücksichtigt: *„1.1 Versorgungskonzepte, gesetzliche Grundlagen und Systemzusammenhänge beachten"* (DHV, 2019, S. 6). Außerdem findet sich dies ebenfalls in *„1.3 [...] Beteiligung an der Berufsentwicklung"* (DHV, 2019, S. 8) wieder. Es lässt sich also festhalten, dass aktuelle Kompetenzprofile der akademisierten Hebammenausbildung diesen Aspekt der Organisation und Entwicklung bereits aufnehmen. In Anbetracht der aktuellen gesellschaftlichen Entwicklungen weltweit scheint es unabdinglich, diesen Aspekt im Kompetenzrad des Praxiscurriculums des Studiengangs Hebammenwissenschaft BSc. in Tübingen (Abteilung Hebammenwissenschaft Tübingen, 2021) stärker zu fokussieren als bisher.

Das einzige Item, das für die befragten Hebammen von wenig hoher Bedeutung ist, ist der Methodenkompetenz zuzuordnen und bezieht sich auf die Forschungskompetenz (V1). Dies ist besonders verwunderlich, da die Akademisierung des Hebammenberufs das Ziel der Evidenzbasierung innehält, wofür eine ausgeprägte Forschungskompetenz unabdinglich ist (Abteilung Hebammenwissenschaft Tübingen, 2021). Eine mögliche Erklärung für die geringe Bedeutungszuschreibung dieses Items bezieht sich darauf, dass 71,3 % der befragten Hebammen fachschulisch ausgebildet sind.

Es kann außerdem nicht ausgeschlossen werden, dass persönliche Erfahrungen in die Bewertung der Kompetenzen von Hebammen einfließen. Als Beispiel lassen sich hier die nicht akademisierten Hebammen anbringen, die sich durch die Akademisierung teilweise benachteiligt fühlen. Die Befürchtung besteht, dass Hebammen ohne Studienabschluss weniger wert seien als jene mit (DHV, 2022a). Das latente Konstrukt des Fragebogens der vorliegenden Arbeit stellt die Hebammenkompetenz vor dem Hintergrund der Akademisierung des Hebammenberufs dar. Entsprechend könnten die Einschätzungen von notwendigen Kompetenzen von nicht akademisierten Hebammen grundsätzlich wesentlich weniger Priorität zugeordnet werden. Es zeigt sich, dass insbesondere die Items, welche sich auf die Ziele der Akademisierung beziehen (wie bspw. Item VI Forschungskompetenz), weniger Zustimmung bzw. Priorität erhalten. Da die Mehrheit der Befragten nicht akademisierte Hebammen darstellen, könnte dem u. a. die mögliche befürchtete Benachteiligung zugrunde liegen. Allerdings könnte auch die bisher wenig Beachtung gefundene Evidenzbasierung in der fachschulischen Hebammenausbildung (DHV, 2018) ein Grund darstellen, weshalb die nicht akademisierten Hebammen diesen Items weniger Priorität zuordnen.

Diese Bewertung der geringen Bedeutung der Forschungskompetenz von den befragten Hebammen ist besonders kritisch zu bewerten, da über viele Jahre hinweg in der praktischen Ausbildung von Hebammen Fachkräfte eingesetzt werden, die selbst nicht akademisiert sind. Die Praxiscurricula der Studiengänge sollten aber von allen Beteiligten in der Lehre verstanden und gelebt werden, sodass die Akademisierung ganzheitlich erfolgt (Schönhardt et al., 2020). Ein entscheidender Aspekt der akademischen Ausbildung von Hebammen stellt die Forschungskompetenz dar, welche auch in den Praxiscurricula entsprechender Studiengänge mit Hebammenbezug niedergeschrieben ist (Abteilung Hebammenwissenschaft Tübingen, 2021). Es bedarf an Aufklärung und Weiterbildung der nicht akademisierten Fachkräfte, um so den gesamten Hebammenberuf auf ein akademisches Verständnis anzuheben. Denn nur, wenn allen Hebammen, ob fachschulisch oder hochschulisch ausgebildet, die Tragweite der Evidenzbasierung und der damit einhergehenden Forschungskompetenz verstehen, kann der Berufsstand der Hebammen den sich stetig wandelnden und steigenden Anforderungen der Berufspraxis der Hebammen gerecht werden (Joeri & Vivilaki, 2021).

7.2.7.1 Empfehlungen für das Kompetenzrad des Praxiscurriculums in Tübingen

Die konkreten Empfehlungen für das Kompetenzrad des Praxiscurriculums in Tübingen können der Tabelle 7.1 entnommen werden.

Tabelle 7.1 Empfehlungen für das Kompetenzrad des Praxiscurriculums in Tübingen

Empfehlung der Beibehaltung folgender Domänen

Eine Beibehaltung der Entscheidungs-, Steuerungs-, und Handlungskompetenz, der Reflexionsfähigkeit sowie der analytisch-diagnostischen Begründungsfähigkeit wird aufgrund der hohen Bedeutung für die befragten Hebammen empfohlen. Stützen lässt sich dies durch die Darlegung der Relevanz der Domänen im aktuellen Forschungsstand (Butler et al., 2006; Halldorsdottir & Karlsdottir, 2011) sowie in Kompetenzprofilen von akademisierten Hebammen (ICM, 2019 & DHV, 2019).

Empfehlung der Erweiterung folgender Domänen

In Bezug auf die hohe Bedeutsamkeitszuschreibung der Domäne der intra- und interdisziplinären Kooperation und Zuständigkeit kann auf Grundlage des aktuellen Forschungsstandes revidiert werden, ob Medizinstudierende und / oder Auszubildende anderer Gesundheitsfachberufe bereits im Studium der Hebammenwissenschaft Einzug finden, um die Interdisziplinarität bereits von Beginn der akademischen Ausbildung an zu sichern (Joeri & Vivilaki, 2021).

Ein stärkerer Fokus auf Evidenzbasierung im Hinblick auf die Domäne analytisch-diagnostische Begründungsfähigkeit ist zu empfehlen. Die befragten Hebammen bewerten das Item, welches sich hierauf beruht, als weniger bedeutsam als die anderen Items dieser Domäne. Insbesondere Hebammenausbildende, die über Jahre hinweg nicht akademisiert sein werden (Schönhardt et al., 2020), sollten aufgeklärt und einbezogen werden.

Die Forschungskompetenz wird als einziges Item der Domäne Methodenkompetenz als weniger bedeutsam für die befragten Hebammen bewertet, was als besonders kritisch in Anbetracht des Ziels der Akademisierung (Evidenzbasierung) (Schönhardt et al., 2020) anzusehen ist. Hier bedarf es an Aufklärung und Weiterbildung der fachschulisch ausgebildeten Hebammen (insbesondere Hebammenausbildende) sowie einem starken Fokus im Kompetenzrad in Tübingen.

Die Ergebnisse deuten auf einen besonderen Stellenwert des traditionellen und erfahrungsbasierten Wissens für die befragten Hebammen hin. Die Bedeutung dessen lässt sich durch aktuelle Literatur stützen (Feijen-de Jong et al., 2017 & Carolan, 2013), weshalb dieser Aspekt mehr Beachtung finden sollte. Allerdings gilt es, dies nicht in den Widerspruch zu wissenschaftlich basiertem Fachwissen zu stellen (Pflanz et al., 2013).

Empfehlung des Hinzufügens folgender Domänen

Die Domäne Organisation und Entwicklung sollte aufgrund der aktuellen Entwicklungen (gesundheitspolitisch, gesellschaftlich, bildungspolitisch, strukturell und demographisch) (Schönhardt et al., 2020) sowie der hohen Bedeutungszuschreibung der befragten Hebammen in das Kompetenzrad aufgenommen werden.

7.3   Empfehlungen für zukünftige Forschungsvorhaben

Das zentrale Ergebnis dieser Arbeit liegt darin, dass sowohl für die akademisierten als auch die nicht akademisierten Hebammen die Hebammenkompetenz vor dem Hintergrund der Akademisierung bedeutsam ist und sich keine signifikanten Unterschiede in den Einschätzungen kompetenter Hebammtätigkeit dieser beiden Gruppen ergeben. Diese Ergebnisse untermauern die Relevanz der Akademisierung des Hebammenberufs für alle Hebammen (hochschulisch und fachschulisch ausgebildet). Dabei sind folgende Domänen für die befragten Hebammen von besonders hoher Bedeutung (nach deskriptiver Itemanalyse): die Entscheidungs-, Steuerungs-, und Handlungskompetenz, die Reflexionsfähigkeit, die intra- und interdisziplinäre Kooperation und Zuständigkeit sowie die analytisch-diagnostische Begründungsfähigkeit. Von hoher Bedeutung dagegen sind die Domänen Geburtshilfliches Wissen, Methodenkompetenz und Organisation und Entwicklung.

Auf Basis der vorliegenden Arbeit können Empfehlungen für zukünftige Forschungsvorhaben dargelegt werden.

a) Um die Ergebnisse des Erhebungsinstruments in der vorliegenden Form zu prüfen, sollte eine konfirmatorische Faktorenanalyse mit einer größeren Anzahl an Teilnehmenden (N>310) durchgeführt werden.

b) Die Voraussetzungen für das gewählte Reliabilitätsmaß (Cronbachs Alpha) sind nicht vollständig erfüllt, weshalb die Reliabilität mit einem weiteren Maß (bspw. Bollens Omega ω), für welches die Voraussetzungen erfüllt sind, erneut geprüft werden sollte.

c) Zudem sollte das Erhebungsinstrument grundsätzlich modifiziert werden. Die Itemschwierigkeit ist nicht ausreichend, was die Qualität der Items einschränkt. Daher sollten die Items hinsichtlich der Itemschwierigkeit modifiziert werden. Auch bildet das Erhebungsinstrument das gesamte Konstrukt nicht vollständig ab. Durch die einfaktorielle Lösung resultiert ein sehr hoher Informationsverlust (ein Faktor erklärt 32,85 % der Gesamtvarianz), was sich in der Elimination von inhaltlich bedeutsamen Items widerspiegelt. Dies stützt die Empfehlung, dass die Items modifiziert werden sollten, sodass dieser hohe Informationsverlust vermieden werden kann.

d) Die nicht signifikanten Ergebnisse der durchgeführten t-Tests bedeuten nicht per se, dass keine Mittelwertsunterschiede der beiden unabhängigen Gruppen vorliegen. Die t-Tests sollten für die vorliegende Fragestellung erneut geprüft werden mit einer größeren Stichprobe sowie gleich großen unabhängigen Gruppen.

e) Um den Schwächen der KTT zu entgehen, sollte bspw. auf eine zeitgemäße Erweiterung, wie die Item-Response-Theorie, zurückgegriffen werden, um die Verallgemeinerbarkeit der Ergebnisse zu sichern.

f) Grundsätzlich wird empfohlen, zu einem Zeitpunkt, an welchem die Akademisierung weiter vorangeschritten ist, die Hypothesen erneut zu prüfen. Auf diese Weise kann sichergestellt werden, dass ausreichend akademisierte Hebammen an der Studie teilnehmen.

g) Es wird empfohlen, weitere an der Akademisierung des Hebammenberufs beteiligte Berufsgruppen sowie Laien in zukünftige Forschung miteinzubeziehen. Es gilt, an dieser Arbeit anzuschließen und diese als Grundlage für weitere Forschung in Bezug auf die Einschätzungen der notwendigen Kompetenzen von akademisierten Hebammen anzuwenden.

7.4 Einbettung der Ergebnisse in das Gesamtprojekt „Gute Hebamme"

Die Ergebnisse der vorliegenden Arbeit unterstreichen die hohe Bedeutsamkeit des Projekts „Gute Hebamme", denn die eindimensional extrahierte Faktorenlösung zeigt, dass die Hebammenkompetenz vor dem Hintergrund der Akademisierung für die befragten Hebammen bedeutsam ist. Die Gütekriterien sind überwiegend erfüllt, die notwendig sind, um aus den Ergebnissen einer Befragung Schlussfolgerungen für eine Institution zu ziehen. Die psychometrische Prüfung zeigt außerdem eine Übersicht über die Fragebogenstruktur. Die erste, im Pretest durchgeführte psychometrische Prüfung muss an dieser Stelle angesprochen werden. Diese geht von 17 bedeutsamen Faktoren aus, allerdings auf Grundlage von einer kleinen Studienpopulation (N = 17). Diese Ergebnisse sollten revidiert werden hinzu einer einfaktoriellen Lösung.

Die vorliegende Arbeit stellt somit die notwendige Grundlage dar, um weitere Berechnungen (bspw. Korrelationen oder weitere Signifikanztestungen anhand des Skalenmittelwertes) durchzuführen. Der Datensatz für die Gesamtstudie befragt neben den Hebammen auch interdisziplinäre Teams der Versorgung und Laien mit Kontakt zu Hebammen. Durch das Hinzuziehen weiterer Akteure könnte sich die Fragebogenstruktur verändern, weshalb eine erneute Prüfung sinnvoll sein kann. Außerdem können die Ergebnisse der vorliegenden Arbeit durch diese Erweiterung der Population mit anderen an der Akademisierung beteiligten Akteuren verglichen werden, was von hoher Bedeutsamkeit für den

Hebammenberuf ist. Das übergeordnete Ziel des Projekts, die Erstellung eines Kompetenzprofils für akademisierte Hebammen, kann durch diese Vorarbeiten verfolgt werden. Die Signifikanztestungen der vorliegenden Arbeit sollten allerdings zu einem späteren Zeitpunkt des Projekts erneut geprüft werden, da der Zeitraum der Datenerhebung für das Gesamtprojekt wesentlich länger anhält, als hier beachtet wird. Entsprechend ist möglich, dass sich die Ergebnisse der t-Tests mit einer zunehmenden Anzahl an Teilnehmenden verändern. Dennoch lässt sich aus den hier erlangten Ergebnissen für das Gesamtprojekt schlussfolgern, dass die eindimensionale Struktur des Fragebogens zeigt, dass die akademisierte Hebammenkompetenz bedeutsam ist und sich laut den vorliegenden Daten kein signifikanter Unterschied zwischen den Einschätzungen der akademisierten Hebammenkompetenz der akademisierten und nicht akademisierten Hebammen ergeben. Die meisten Items sind entweder von besonders hoher Bedeutung oder von hoher Bedeutung für die befragten Hebammen, was ebenfalls unterstreicht, dass die Facetten der Akademisierung für alle Hebammen, sowohl akademisiert als auch nicht akademisiert, bedeutsam sind. Diese Ergebnisse bilden einer Grundlage für weitere Berechnungen und Diskussionen, welche die Akademisierung des Hebammenberufs und die Studiengangs-Entwicklung in Tübingen, aber auch an weiteren Standorten, vorantreiben kann.

7.5   Limitationen und Stärken

Im Folgenden wird dargelegt, welche Limitationen und Stärken der Arbeit zugrunde liegen.

Zunächst stellt das Studiendesign (prospektive Querschnittstudie anhand eines digitalen Fragebogens mit einmaligem Messzeitpunkt) eine Schwäche dar. Sowohl die Querschnittstudie weist einige Limitationen auf (Momentaufnahme, mögliche Beeinflussung der Teilnehmenden etc.) (Abschnitt 5.2 Studiendesign), ebenso wie die digitale Befragung (ggf. Ausschluss von gewissen Personengruppen ohne Internetzugang, Beeinflussung von Familienmitgliedern bei der Beantwortung der Fragen) (Abschnitt 5.5.3 Online-Befragung).

Darüber hinaus sind die Nachteile des eingesetzten Fragebogens zu diskutieren. Auf dem verwendeten Online-Befragungsprogramm *LimeSurvey* ist sichtbar, wie viele Personen den Fragebogen begonnen (N = 164), abgebrochen (N = 63) und wie viele ihn vollständig ausgefüllt haben (N = 101). Grundsätzlich ist bei Online-Umfragen eine erhöhte Verweigerungsrate und Abbruchsrate zu erwarten (Döring & Bortz, 2016), dennoch stellt dies eine Schwäche dar. Die Gründe dafür können u. a. in den forcierten Antworten, die zu frühzeitigem Abbruch geführt haben können sowie der ausgedehnten Länge des Fragebogens liegen. Auch kann fehlende Motivation und / oder Nicht-Verständnis der Fragen Grund für das frühzeitige Beenden der Umfrage sein (Leonhardt, 2021). Da allerdings nur Fragebögen, die vollständig ausgefüllt sind, in die Auswertung mit einfließen, wird keine Missing-Data-Diagnose durchgeführt.

Eine weitere Schwäche stellt die gewählte Methodik stammend aus der KTT dar, da diese einige Limitationen mit sich bringt (Annahmen empirisch kaum prüfbar, Voraussetzung Intervallskalierung der Daten in einigen Fällen fraglich etc.) (Abschnitt 5.3 Hintergrund: Klassische Testtheorie). In diesem Zusammenhang sind insbesondere die stichprobenabhängigen Kenngrößen der KTT anzubringen. Der Stichprobenumfang der vorliegenden Arbeit (N = 101) ist für die Validierung eines Fragebogens zu klein (hier: N>310 notwendig) (Abschnitt 7.2.2 Testanalyse). Außerdem sind die Voraussetzungen für das angewendete Reliabilitätsmaß Cronbachs Alpha nicht vollumfänglich erfüllt (Abschnitt 7.2.4 Reliabilitätsanalyse). Auch im Hinblick auf die Signifikanztestungen zeigen sich bzgl. der zu vergleichenden unabhängigen Gruppen Schwierigkeiten (nicht gleich große und ausreichend große Gruppen), was die Ergebnisse des t-Tests erheblich einschränkt (Abschnitt 7.2.5 Signifikanztestungen). Die Verallgemeinerbarkeit und Verbindlichkeit der Ergebnisse bringen somit gewisse Einschränkungen mit sich.

Bezugnehmend auf den vorliegenden Datensatz stellt eine Einschränkung die Geschlechterverteilung dar (100,0 % weibliche Teilnehmende), die auf einen Selektionsbias hinweist. Dies ist zwar nicht verwunderlich im Hinblick auf die Geschlechterverteilung des Hebammenberufs (Abschnitt 7.2.1 Soziodemographische Charakteristika), dennoch gilt es, dies zu berücksichtigen. Auch stellt eine Einschränkung dar, dass die Mehrheit der befragten Hebammen fachschulisch ausgebildet ist, was die Ergebnisse ebenso verzerren kann. An dieser Stelle ist der Zeitpunkt der Befragung zu diskutieren. Eine solche Befragung, die akademisierte und nicht akademisierte Hebammen betrachtet, bringt die Voraussetzung mit sich, dass ausreichend bzw. ähnlich viele akademisierte wie nicht akademisierte Hebammen teilnehmen. Da sich die Akademisierung erst am Anfang der Entwicklung befindet (Schönhardt et al., 2020), ist fraglich, ob der Zeitpunkt der Befragung sinnvoll ist. Dies spiegelt sich im Datensatz wider, indem 71,3 % der Befragten fachschulisch ausgebildet sind. Auch dies stellt ein Selektionsbias dar.

An dieser Stelle ist anzumerken, dass die Vergleichbarkeit der Ergebnisse erschwert ist. Dem liegt zugrunde, dass zum Zeitpunkt des Verfassens der Arbeit keine Vergleichsstudien vorliegen, die die akademisierten und nicht akademisierten Hebammen im Hinblick auf kompetente Hebammentätigkeit prüfen. Dem könnte ein Publicationbias zugrunde liegen (Abschnitt 7.2.5 Signifikanztestungen).

Eine weitere Limitation stellt die beobachtete Tendenz zur Zustimmung bzw. zur hohen Prioritäten-Auswahl dar, ein Bodeneffekt ist beobachtbar. Die soziale Erwünschtheit der Antwortvergabe kann nicht ausgeschlossen werden.

Weiter lässt sich die Rekrutierung der Teilnehmenden diskutieren, da die Rekrutierung von Hebammen Auszubildenden und Hebammen Studierenden ausschließlich auf die Ausbildungsstätte und das Studium in Tübingen Bezug nimmt. Weitere Ausbildungorte sowie Studiumsorte für Hebammen werden in der Rekrutierung nicht beachtet, abgesehen von dem Anschreiben der Studiengangsleitungen, von welchen jedoch keine Rückmeldung erfolgte.

In Bezug die Anforderungen an empirische Messverfahren ist anzumerken, dass die Durchführungsobjektivität, die Ökonomie, die Unverfälschbarkeit und die Interpretationsobjektivität nur mit Einschränkungen gegeben ist. In keinem Maße ist die Kriteriumsvalidität erreicht. Auch die externe Validität ist nicht gewährleistet.

An dieser Stelle ist anzumerken, dass die Autorin der Arbeit am Universitätsklinikum zum Zeitpunkt des Verfassens der Arbeit eingebunden war. Dies kann eine mögliche Einschränkung darstellen. Allerdings ist anzubringen, dass keine Interessenskonflikte vorzuweisen sind.

Ungeachtet der genannten (methodischen) Schwächen muss erwähnt werden, dass die Erfassung der Kompetenz grundsätzlich Schwierigkeiten mit sich bringt (Abschnitt 2.2.2 Herausforderungen bei Einschätzungen von Kompetenzen). Der uneinheitlichen disziplinübergreifende Verwendung des Begriffs (Pehlke-Milde, 2009) wird in der Befragung in dem Maße entgegengewirkt, indem in der Instruktion die Definition des Begriffs von Kompetenz nach Weinert (2002) und Klieme (2003) aufzeigt wird. Es kann jedoch nicht ausgeschlossen werden, dass die Teilnehmenden dennoch eine andere Definition bzw. ein anderes Verständnis des Begriffs der Kompetenz innehalten, bspw. durch vorherige Erfahrungen mit der Begrifflichkeit. Weiter kommt die Problematik der zu geringen Trennschärfe der einzelnen Kompetenzen (Butz et al., 2017b) bereits im Pretest des Fragebogens zur Sprache. Des Öfteren kommt hier der Hinweis, dass die Trennschärfe der unterschiedlichen Kompetenzfacetten nicht ausreichend ist. Dennoch wird dies beibehalten in der hier vorliegenden Befragung, was zu gewissen Verzerrungen führen kann. Es lässt sich somit schlussfolgern, dass die Einschätzung von Kompetenzen gewisse Einschränkungen mit sich bringt.

Eine weitere Limitation der Befragung stellt dar, dass sich das Erreichen der Genehmigung des Ethik-Antrages als zeitlich problematisch herausstellt. Da sich aufgrund einer Rückmeldung der Ethik-Kommission, die in der Bitte der Überarbeitung des Datenschutzes bestand, das Ethik-Votum stark verzögert (Abschnitt 5.12 Forschungsethik), wurde später als geplant mit der Rekrutierung der Teilnehmenden begonnen.

Als weitere Einschränkungen lässt sich anbringen, dass nur deutschsprachige und englischsprachige Literatur eingeschlossen wird, was ebenfalls zu Verzerrungen führen kann. Dem liegt zugrunde, dass in einigen Ländern weltweit die Akademisierung der Hebammen bereits wesentlich weiter fortgeschritten ist als in Deutschland (Bovermann, 2020). Fachveröffentlichungen in einer anderen Sprache als Deutsch oder Englisch werden allerdings nicht berücksichtigt. Dies stellt ein Languagebias dar (Brassey, Spencer & Heneghan, 2017).

Trotz der genannten Schwächen weist die Arbeit einige Stärken auf. Die Befragungsmethode via Online-Fragebogen bringt trotz der genannten Herausforderungen ebenfalls einige Stärken mit sich (Erreichung hoher Anzahl an Teilnehmenden in kurzer Zeit, einfache Handhabung, zeit- und ortsunabhängig etc.) (Abschnitt 5.5.3 Online-Befragung), ebenso wie das Studiendesign der Querschnittstudie (geringe Kosten, geringer Zeitaufwand, Erfassung eines Meinungsbildes einer Zielpopulation etc.) (Abschnitt 5.2 Studiendesign). Es ist außerdem anzubringen, dass über 90,0 % der privaten Haushalte in Deutschland einen Internetzugang aufweisen (Statistisches Bundesamt, 2020), weshalb der Limitation der Nicht-Erreichbarkeit von einigen Personen ohne Internetzugang widersprochen werden kann. Darüber hinaus ist die gewählte Methodik der KTT bewährt und bereits vielfach erprobt (Moosbrugger, 2012), weshalb diese trotz der genannten Schwächen angewendet wird. Die Voraussetzungen der statistischen Verfahren sind in den meisten Fällen erfüllt, wie bspw. die annähernde Normalverteilung des Datensatzes. Auch in Bezug auf die Gütekriterien sind die Auswertungsobjektivität, Konstrukt- und Inhaltsvalidität, die Nützlichkeit, die Fairness sowie die Zumutbarkeit vollumfänglich gegeben. Außerdem stellt die Rekrutierung der Teilnehmenden neben der genannten Einschränkung grundsätzlich eine Stärke dar, da das Netzwerk der Abteilung Hebammenwissenschaft am Universitätsklinikum Tübingen genutzt werden kann und somit heterogene Anfragen versendet werden (von Anfragen über Hebammen-Netzwerke bis hin zu einzelnen Anfragen an freiberufliche Hebammen). Die Hypothesen können vollständig geprüft, ebenso wie die Ziele erreicht und die Fragestellung vollständig beantwortet werden.

Fazit und Ausblick 8

Die Akademisierung des Hebammenberufs tritt nun auch in Deutschland ein. Dabei geht es nicht mehr um die Frage nach dem *ob*, sondern vielmehr um das *wie* (Bovermann, 2020). Es gilt zu verhindern, bestehende Formate der beruflichen Bildung unreflektiert weiterzuführen. Vielmehr geht es darum, bestehende Strukturen aufzubrechen und zeitgemäß anzupassen (Graf et al., 2020). Aufgrund dessen kommt der vorliegenden Arbeit umso mehr Bedeutung zu. Die befragten Hebammen werden nicht danach gefragt, *ob* sie eine Akademisierung des eigenen Berufsstands für gut oder schlecht heißen, vielmehr geht es um die Ausgestaltung der Akademisierung, also um das *wie*. Bezugnehmend auf die Forschungsfrage (Inwiefern unterscheiden sich die Sichtweisen von akademisierten und nicht akademisierten Hebammen in Hinblick auf die Merkmale kompetenter Hebammentätigkeit?) liegt das zentrale Ergebnis der Arbeit darin, dass sich keine signifikanten Unterschiede in den Einschätzungen kompetenter Hebammentätigkeit dieser beiden Gruppen laut den vorliegenden Daten ergeben. Sowohl die akademisierten als auch die nicht akademisierten Hebammen erachten die Hebammenkompetenzen vor dem Hintergrund der Akademisierung des Hebammenberufs als bedeutsam, das sich durch die einfaktorielle Lösung nach der exploratorischen Faktorenanalyse zeigt. Fast alle Items sind nach der deskriptiven Itemanalyse für die befragten Hebammen von besonders hoher bzw. hoher Bedeutung. Trotz einiger (methodischer) Limitationen stellen die Ergebnisse eine solide Grundlage für weitere Forschung dar. Einerseits wird der Fragebogen zur Kompetenzeinschätzung des Berufsbildes der Hebammen erstmalig mit einer Stichprobe

A. Kranz, *Einschätzung der Relevanz akademischer Hebammenkompetenzen*, https://doi.org/10.1007/978-3-658-44873-8_8

N>100 psychometrisch geprüft (auch wenn es hier noch einer weiteren konfirmatorischen Prüfung mit einem größeren Stichprobenumfang bedarf), wodurch die einfaktorielle Fragebogenstruktur deutlich wird. Es zeigt sich, dass dieser Fragebogen die Kompetenzfacetten von Hebammen reliabel erfasst, wodurch grundsätzlich ein weiterer Einsatz des Fragebogens in modifizierter Form (nach Modifikation der Items, Abschnitt 7.3 Empfehlungen für zukünftige Forschungsvorhaben) empfohlen werden kann. Andererseits zeigen die Signifikanztestungen die Einigkeit des Berufsstands der Hebammen über die Akademisierung dieses Fachberufs. Dies stellt Grundlage und Ausgangspunkt für weitere Forschung in Bezug auf die Kompetenzen von Hebammen dar. Darüber hinaus gilt es, die Ergebnisse der Einschätzungen kompetenter Hebammentätigkeit von Hebammen mit anderen an der Akademisierung des Hebammenberufs beteiligten Berufsgruppen zu vergleichen. Es bedarf hier an weiterer hochwertiger Forschung, um die Evidenzbasierung des Hebammenberufs voranzutreiben. Insbesondere gilt es nicht nur weitere Berufsgruppen, sondern ebenfalls Laien miteinzuziehen. An dieser Stelle wird diese Arbeit durch das Gesamtprojekt des Universitätsklinikums Tübingen weitergeführt und in Zusammenhang mit weiteren Berufsgruppen gesetzt (Abschnitt 7.4 Einbettung der Ergebnisse in das Gesamtprojekt „Gute Hebamme"). Im Sinne der Evidenzbasierung (Graf et al., 2021) benötigt es hier allerdings noch weitere hochwertige Studien, die außerhalb des Universitätsklinikums Tübingen erfolgen. Außerdem kann eine Empfehlung in Bezug auf mehr Aufklärung und Einbezug der nicht akademisierten Hebammen in die Akademisierung des Hebammenberufs getätigt werden. Es gilt, diesen insbesondere im Hinblick auf die Notwendigkeit der Evidenzbasierung und der damit einhergehenden notwendigen Forschungskompetenz von Hebammen die Relevanz dessen zu vermitteln, denn die nicht akademisierten Hebammen werden für einige Zeit Hebammenausbildende auch im akademischen Kontext sein (Joeri & Vivilaki, 2021).

Es ist an der Zeit, dass Deutschland die Anschlussfähigkeit an viele andere Länder in Bezug auf die Akademisierung des Hebammenberufs wieder erreicht (Hochschulrektorenkonferenz, 2021). Hochwertige Forschung, insbesondere in Bezug auf die Kompetenzen von Hebammen, ist dringend notwendig, um den Berufsstand an die aktuellen und zukünftigen Entwicklungen anzupassen (Sommer et al., 2013). Diese Arbeit bietet eine Grundlage, an der es gilt anzudocken und weiterzuforschen, um den Berufsstand der Hebammen weiterzuentwickeln. Denn es geht letztendlich darum, das zu erforschen, was möglich ist, aber auch das Unerforschliche zu ehren. Denn darum geht es auch in der Akademisierung des Hebammenberufs: Es gibt unzählige Bereiche, die hochwertige Forschung und Evidenzbasierung benötigen (Graf et al., 2021). Gleichzeitig bringt die

Hebammentätigkeit auch Unerforschliches mit sich, wie bspw. der Einsatz der Intuition der Hebamme (Abteilung Hebammenwissenschaft Tübingen, 2021). In diesem Sinne soll die Arbeit in den Worten des Dichters und Naturforschers Johann Wolfang von Goethe abschließen.

„Das schönste Glück des denkenden Menschen ist, das Erforschliche erforscht zu haben und das Unerforschliche zu verehren." (von Goethe, 1834, S. 151)

Literaturverzeichnis

Abteilung Hebammenwissenschaft Tübingen (2021). *Praxiscurriculum für die kompetenz-basierte, wissenschafts- und reflexionsorientierte Vermittlung praktischer Fertigkeiten* (Version 3.0, S. 11–17). Tübingen: Medizinische Fakultät, Campus für Gesundheitswissenschaften, Institut für Gesundheitswissenschaften, Abteilung für Hebammenwissenschaft.

Achtziger, A., Gollwitzer, P., Bergius P. & Schmalt, H.D. (2022). Motivation. In M.A. Wirtz (Hrsg.): *Dorsch Lexikon der Psychologie*. Bern: Hogrefe. Verfügbar unter: https://dorsch.hogrefe.com/stichwort/motivation.

Achtziger, A. & Gollwitzer, P. (2021). Volition. In M.A. Wirtz (Hrsg.): *Dorsch Lexikon der Psychologie*. Bern: Hogrefe. Verfügbar unter: https://dorsch.hogrefe.com/stichwort/volition.

American College of Nurse-Midwives (2020). *Core Competencies for Basic Midwifery Practic* (S. 1–10). America: American College of Nurse-Midwives.

Ann Levin, K. (2006). Study design III: Cross-sectional studies. *Evidence-Based Dentistry, 7*, 24–25. https://doi.org/10.1038/sj.ebd.6400375.

Barth, S. (1998). *Die schriftliche Befragung* (S. 1–12). Münster: Fachhochschule Münster.

Bauer, N., Grieshop, M., Funk, M., Hellmers, C., Knape, U. & Lange, U. (2019). *Stellungnahme der Deutschen Gesellschaft für Hebammenwissenschaft e.V. zum Referentenentwurf eines Gesetzes zur Reform der Hebammenausbildung* (S. 2). Edemissen: Deutsche Gesellschaft für Hebammenwissenschaft e.V.

Bergmann, B. (2007). Selbstkonzept beruflicher Kompetenz. In J. Erpenbeck & L. von Rosenstiel (Hrsg.), *Handbuch Kompetenzmessung. Erkennen, verstehen und bewerten von Kompetenzen in der betrieblichen, pädagogischen und psychologischen Praxis* (S. 194–223). Stuttgart: Schäffer-Poeschel Verlag.

Birkelbach, K. (2004). *Über das Messen von Kompetenzen. Einige theoretische Überlegungen im Anschluss an ein BMBF- Projekt* (S. 1–13). Duisburg-Essen: Universität Duisburg-Essen.

Borrelli, S. (2014). What is a good midwife? Insights from the literature. *Midwifery, 30*, 3–10. https://doi.org/10.1016/j.midw.2013.06.019.

Bovermann, Y. (2020). Akademisierung des Hebammenberufs (Teil 1): Chancen – und wie sie in den Studiengängen bestmöglich genutzt werden können. *Zeitschrift für Geburtshilfe und Neonatologie, 224*(03), 124–129. https://doi.org/10.1055/a-1124-9760.

© Der/die Herausgeber bzw. der/die Autor(en), exklusiv lizenziert an Springer Fachmedien Wiesbaden GmbH, ein Teil von Springer Nature 2024
A. Kranz, *Einschätzung der Relevanz akademischer Hebammenkompetenzen*,
https://doi.org/10.1007/978-3-658-44873-8

Bühner, M. (2011). *Einführung in die Test- und Fragebogenkonstruktion.* PS Psychologie (3., aktualisierte und erweiterte Auflage, S. 385–479). München: Pearson Studium.

Bundesministerium für Gesundheit (2020). *Studien- und Prüfungsverordnung für Hebammen vom 8. Januar 2020* (BGBl. I, S. 39).

Bundesministerium für Soziales, Gesundheit, Pflege und Konsumentenschutz (2022). *Prospektive Studie.* Zugriff am 01.06.2022. Verfügbar unter https://www.gesundheit.gv.at/lex ikon/p/lexikon-prospektive-studie.

Bundestag (1985). Gesetz über den Beruf der Hebamme und des Entbindungspflegers (Hebammengesetz HebG). *Bundesgesetzblatt, 1*(26).

Bundestag (2019). Gesetz zur Reform der Hebammenausbildung und zur Änderung des Fünften Buches Sozialgesetzbuch (Hebammenreformgesetz – HebRefG). *Bundesgesetzblatt, 1*(42), 1759–1777.

Butler, M., Fraser, D. & Murphy, R. (2006). What are the essential competencies required of a midwife at the point of registration? *Midwifery, 24,* 260–269. https://doi.org/10.1016/j.midw.2006.10.010.

Butz, J., Walper, K. & Wangler, S. (2017a). Eckpfeiler der Akademisierung. *Deutsche Hebammen Zeitschrift, 08.*

Butz, J., Walper, K., Wangler, S. & Simon, A. (2017b). Anforderungen, Mehrwert und Kompetenzen für die Akademisierung der Hebammenausbildung – Ergebnisse einer Expertenbefragung. *GMS Zeitschrift für Hebammenwissenschaft, 4*(1), 1–16. https://doi.org/10.3205/zhwi000007.

Brassey, J., Spencer, E. & Heneghan, C. (2017). Language Bias. In Catalogue of Bias Collaboration (Hrsg.), *Catalogue of Bias.* Oxford: The Centre for Evidence-Based Medicine & University of Oxford.

Carolan, M. (2013). 'A good midwife stands out': 3rd year midwifery students' views. *Midwifery, 10,* 115121. https://doi.org/10.1016/j.midw.2011.11.005.

Cochrane Deutschland (2022). *Evidenzbasierte Medizin:* Definition und Hintergrund. Zugriff am 01.06.2022. Verfügbar unter https://www.cochrane.de/ebm.

Cohen, J. (1988). *Statistical power analysis for the behavioral sciences* (2., überarbeitete Auflage, S. 1–17). Hillsdale, NJ: Lawrence Erlbaum. https://doi.org/10.4324/978020377 1587.

Comrey, A.L & Lee, H.B. (2013). *A First Course in Factor Analysis* (2., überarbeitete Auflage, S. 24 ff.). Hoboken: Taylor and Francis. https://doi.org/10.4324/978131582750.

Deutscher Hebammenverband e.V., DHV (2017). *Zahlenspiegel – zur Situation der Hebamme* 6/2017 (S. 1–5). Berlin: Deutscher Hebammenverband e.V.

Deutscher Hebammenverband e.V., DHV (2018). *Die Akademisierung der Hebammenausbildung* (S. 1–6). Berlin: Deutscher Hebammenverband e.V.

Deutscher Hebammenverband e.V., DHV (2019). *Kompetenzen von Hebammen* (S. 1–25). Karlsruhe: Deutscher Hebammenverband e.V.

Deutscher Hebammenverband e.V., DHV (2020). *Die schulische Hebammenausbildung im Übergang.* Zugriff am 01.06.2022. Verfügbar unter https://www.hebammenverband.de/beruf-hebamme/ausbildung/#c12999.

Deutscher Hebammenverband e.V., DHV (2021). *Das Studium.* Zugriff am 01.06.2022. Verfügbar unter https://www.hebammenverband.de/beruf-hebamme/studium/.

Deutscher Hebammenverband e.V., DHV (2022a). *Faktencheck zur Akademisierung des Hebammenberufs.* Zugriff am 02.06.2022. Verfügbar unter https://www.unsere-hebammen. de/themen/akademisierung/fakten-zur-akademisierung/.

Deutscher Hebammenverband e.V., DHV (2022b). *Hebammenarbeit* (S. 1–3). Berlin: Deutscher Hebammenverband e.V.

Deutsche Forschungsgemeinschaft, DFG (2015). *Leitlinien zum Umgang mit Forschungsdaten* (S. 1–2). Bonn: Deutsche Forschungsgemeinschaft.

Döring, N. (2020). Signifikanztest. In M.A. Wirtz (Hrsg.): *Dorsch Lexikon der Psychologie.* Bern: Hogrefe. Verfügbar unter https://dorsch.hogrefe.com/stichwort/signifikanztest.

Döring, N. & Bortz, J. (2016) (Hrsg.). *Forschungsmethoden und Evaluation in den Sozial- und Humanwissenschaften* (5. vollständig überarbeitete, aktualisierte und erweiterte Auflage, S. 398–498). Berlin-Heidelberg: Springer-Verlag. https://doi.org/10.1007/978-3-642-410 89-5.

Deutscher Qualifikationsrahmen, DQR (2013). *Handbuch zum Deutschen Qualifikationsrahmen* (S. 1–279). Bonn: Bund-Länder-Koordinierungsstelle für den Deutschen Qualifikationsrahmen für lebenslanges Lernen.

Datenschutz-Grundverordnung, DSGVO (2016). Verordnung (EU) 2016/679 des Europäischen Parlaments und des Rates zum Schutz natürlicher Personen bei der Verarbeitung personenbezogener Daten, zum freien Datenverkehr und zur Aufhebung der Richtlinie 95/46/EG (Datenschutz-Grundverordnung). *Amtsblatt der Europäischen Union, L119/1–88.*

Eckey, H.F., Kosfeld R. & Türck, M. (2008). Streuung und Schiefe. In H.F. Eckey, R. Kosfeld & M. Türck (Hrsg.), *Deskriptive Statistik* (5., überarbeitete Auflage, S. 92–121). Wiesbaden: Gabler.

Erpenbeck, J. & Heise, V. (1999). *Die Kompetenzbiographie: Strategien der Kompetenzentwicklung durch selbstorganisiertes Lernen und multimediale Kommunikation* (S. 1–630). Münster: Waxmann.

Erpenbeck, J. & von Rosenstiel, L. (2007). *Handbuch Kompetenzmessung. Erkennen, verstehen und bewerten von Kompetenzen in der betrieblichen, pädagogischen und psychologischen Praxis* (S. 1–734). Stuttgart: Schäffer-Poeschel Verlag.

Eschenbeck, H. (2021). Affekt. In M.A. Wirtz (Hrsg.): *Dorsch Lexikon der Psychologie.* Bern: Hogrefe. Verfügbar unter: https://dorsch.hogrefe.com/stichwort/affekt.

European Parliament & Council of European Union (2005). Directive 2005/36/EC of the European Parliament and of the Council of 7 September 2005 on the recognition of professional qualifications. *Official Journal of the European Union, L 255/22,* S. 22–142.

Feijen-de Jong, E., Kool, L., Peters, L. & Jaansen, D. (2017). Perceptions of nearly graduated fourth year midwifery students regarding a 'good midwife' in the Netherlands. *Midwifery, 50,* 57–162. https://doi.org/10.1016/j.midw.2017.04.008.

Gäde, J., Schmelleh-Engel, K. & Werner, C. (2020). Klassische Methoden der Reliabilitätsschätzung. In H. Moosbrugger & A. Kelava (Hrsg.), *Testtheorie und Fragebogenkonstruktion* (3., vollständig neu bearbeitete, erweiterte und aktualisierte Auflage, S. 305–333). Berlin, Heidelberg: Springer. https://doi.org/10.1007/978-3-662-61532-4.

Graf, J., Weinert, K., Plappert, C. & Abele, H. (2021). Implikationen für Lehre, Praxis und Wissenschaft. *Hebammenwissen, 2*(3), 50–54. https://doi.org/10.1007/s43877-021-0121-7.

Graf, J., Simoes, E. & Blaschke, S. (2020). Academisation of the Midwifery Profession and the Implementation of Higher Education in the Context of the New Requirements for Licensure. *Geburtshilfe Frauenheilkunde, 80*(10), 1008–1015. https://doi.org/10.1055/a-1138-1948.

Grünwald, R. (2019). *In SPSS Variablen zusammenfassen.* Zugriff am 01.06.2022. Verfügbar unter https://novustat.com/statistik-blog/spss-variablen-zusammenfassen-faelle-aus waehlen.html.

Häcker, H. (2017). Faktor. In M.A. Wirtz (Hrsg.): *Dorsch Lexikon der Psychologie.* Bern: Hogrefe. Verfügbar unter https://dorsch.hogrefe.com/stichwort/faktor.

Häcker, H. (2019). Deskriptivstatistik. In M.A. Wirtz (Hrsg.): *Dorsch Lexikon der Psychologie.* Bern: Hogrefe. Verfügbar unter https://dorsch.hogrefe.com/stichwort/deskriptivstati stik.

Halldorsdottir, S. & Karlsdottir, S. (2011). The primacy of the good midwife in midwifery services: an evolving theory of professionalism in midwifery. *Scandinavian Journal of Caring Sciences, 25*(4), 806–817. https://doi.org/10.1007/978-3-531-18939-0.

Hartig, J. & Jude, N. (2007). Empirische Erfassung von Kompetenzen und psychometrische Kompetenzmodelle. In J. Hartig, & E. Klieme (Hrsg.), *Möglichkeiten und Voraussetzungen technologiebasierter Kompetenzdiagnostik* (S. 17–32). Bonn / Berlin: Bundesministerium für Bildung und Forschung.

Hinderks, A. & Thomaschewski, J. (2018). Herausforderungen beim Einsatz der Faktorenanalyse bei der Konstruktion von UX Fragebögen. In R. Dachselt & G. Weber (Hrsg.), *Mensch und Computer* (S. 733–742). Bonn: Gesellschaft für Informatik e.V. https://doi.org/10.18420/muc2018-ws16-0504.

Hochschulrektorenkonferenz (2021). Akademisierung der Gesundheitsberufe Positionspapier. *Beschluss des 695. Präsidiums der HRK* (S. 1–5). Berlin / Bonn: Hochschulrektorenkonferenz.

Hoffmeyer-Zlotnik, J. & Warner, U. (2014). Soziodemographische Standards. In N. Baur & J. Blasius (Hrsg.), *Handbuch Methoden der empirischen Sozialforschung* (S. 733–743). Wiesbaden: Springer Fachmedien Wiesbaden. https://doi.org/10.1007/978-3-531-18939-0.

Hossiep, R. (2021). Cronbachs Alpha. In M.A. Wirtz (Hrsg.): *Dorsch Lexikon der Psychologie.* Bern: Hogrefe. Verfügbar unter https://dorsch.hogrefe.com/stichwort/cronbachs-alpha.

International Confederation of Midwives, ICM (2019). *Essential Competencies for Midwifery Practice* (2019 Update, S. 1–22). Koninginnegracht: International Confederation of Midwives.

Janssen, J. & Laatz, W. (2017). *Statistische Datenanalyse mit SPSS* (9. überarbeitete und erweitertete Auflage, S. 1–839). Hamburg: Springer Gabler. https://doi.org/10.1007/978-3-662-53477-9.

Joeri, V. & Vivilaki, V.G. (2021). A value-based philosophy debate on academic midwifery education in Europe. *European Journal of Midwifery, 5*(11), 1–3. https://doi.org/10.18332/ejm/143528.

von Goethe, J. W. (1834). *Goethe's Werke, Bände 55–56.* Tübingen: J.G. Cotta'sche Buchhandlung.

Kelava, A. & Moosbrugger, H. (2020). Deskriptivstatistische Item Analyse und Testwertbestimmung. In H. Moosbrugger & A. Kelava (Hrsg.), *Testtheorie und Fragebogenkonstruktion* (3., vollständig neu bearbeitete, erweiterte und aktualisierte Auflage, S. 143–158). Berlin, Heidelberg: Springer. https://doi.org/10.1007/978-3-662-61532-4.

Klieme, E., Avenarius, H., Blum, W., Döbrich, W., Gruber, H., Prenzel, H., Reiss, K., Riquarts, K., Rost, J., Tenorth, J. & Vollmer, H.E. (2003). *Zur Entwicklung nationaler Bildungsstandards. Eine Expertise* (S. 1–195). Bonn / Berlin: Bundesministerium für Bildung und Forschung. https://doi.org/10.25656/01:20901.

Klieme, E., Maag Merki, K. & Hartig, J. (2007). Kompetenzbegriff und Bedeutung von Kompetenzen im Bildungswesen. In J. Hartig & E. Klieme (Hrsg.), *Möglichkeiten und Voraussetzungen technologiebasierter Kompetenzdiagnostik* (S. 1–15). Bonn / Berlin: Bundesministerium für Bildung und Forschung.

Kline, R.B. (2015). *Principles and practice of structural equation modeling.* New York: Guilford Press.

Krampen, D. (2021). Klassische Testtheorie. In M.A. Wirtz (Hrsg.): *Dorsch Lexikon der Psychologie.* Bern: Hogrefe. Verfügbar unter https://dorsch.hogrefe.com/stichwort/klassische-testtheorie.

Krolak-Schwerdt, S. & Hörstermann, T. (2019). Faktorenanalyse, exploratorische. In M.A. Wirtz (Hrsg.): *Dorsch Lexikon der Psychologie.* Bern: Hogrefe. Verfügbar unter https://dorsch.hogrefe.com/stichwort/faktorenanalyse-exploratorische.

Kühnert, M. (2019). Akademisierung der Hebammenausbildung: Wird sie das Problem lösen? *Geburtshilfe und Frauenheilkunde, 79*(05), 449–452. https://doi.org/10.1055/a-0827-5849.

Landesdatenschutzgesetz (2018). *§ 13, Datenverarbeitung zu wissenschaftlichen oder historischen Forschungszwecken und zu statistischen Zwecken* i.d.F. vom 12.06.2018.

Leonhart, R. (2016). Missing not at random (MNAR). In M.A. Wirtz (Hrsg.): *Dorsch Lexikon der Psychologie.* Bern: Hogrefe. Verfügbar unter https://dorsch.hogrefe.com/stichwort/missing-not-at-random-mnar.

Leonhart, R. (2021). Missing-Data-Prozesse. In M.A. Wirtz (Hrsg.): *Dorsch Lexikon der Psychologie.* Bern: Hogrefe. Verfügbar unter https://dorsch.hogrefe.com/stichwort/missing-data-prozesse.

Leonhart, R. (2022). Missing data. In M.A. Wirtz (Hrsg.): *Dorsch Lexikon der Psychologie.* Bern: Hogrefe. Verfügbar unter https://dorsch.hogrefe.com/stichwort/missing-data.

MacCallum, R.C., Widaman, K.F., Zhang, S. & Hong, S. (1999). Sample Size in Factor Analysis. *Psychological Methods, 4*(1), 84–99. https://doi.org/10.1037/1082-989X.4.1.84.

Moosbrugger, H. (2012). Klassische Testtheorie (KTT). In H. Moosbrugger & A. Kelava (Hrsg.), *Testtheorie und Fragebogenkonstruktion* (3., vollständig neu bearbeitete, erweiterte und aktualisierte Auflage, S. 103–117). Berlin, Heidelberg: Springer. https://doi.org/10.1007/978-3-662-61532-4.

Moosbrugger, H. & Kelava, A. (2020). Qualitätsanforderungen an Tests und Fragebogen („Gütekriterien"). In H. Moosbrugger & A. Kelava, (Hrsg.), *Testtheorie und Fragebogenkonstruktion* (3., vollständig neu bearbeitete, erweiterte und aktualisierte Auflage, S. 13–38). Berlin, Heidelberg: Springer-Verlag. https://doi.org/10.1007/978-3-662-615 32-4.

Nunnally, J.C. & Bernstein, I.H. (2010). Psychometric theory. *McGraw- Hill Higher education* (3., Auflage, S. 1–752). New Delhi: Tata McGraw Hill Education Private Ltd.

Nursing and Midwifery Board of Australia (2010). *National competency standards for the midwife*. Melbourne: Nursing and Midwifery Board of Australia.

Pehlke-Milde, J. (2009). *Ein Kompetenzprofil für die Hebammenausbildung: Grundlage einer lernergebnisorientierten Curriculumsentwicklung* (Dissertation, Doctor rerum curae, S. 1–191). Berlin: Charité – Universitätsmedizin Berlin.

Pflanz, M., Blättner, B. & Stegmüller, K. (2013). *Akademisierung der Hebammenausbildung aus Sicht der Berufspraxis. Ergebnisse einer Stakeholderanalyse* (S. 1–28). Fulda: Fachbereich Pflege und Gesundheit Hochschule Fulda.

Rammstedt, B. (2004). *Bestimmung der Güte von Multi-Item-Skalen: Eine Einführung* (S. 1–25). Mannheim: Zentrum für Umfragen, Methoden und Analysen.

Rasch, B., Hofmann, W., Friese, M. & Naumann, E. (2010). Der t-Test. In E. Erdfelder, R. Mausfeld, T. Meiser & G. Rudinger (Hrsg.), *Quantitative Methoden* (S. 43–112). Berlin, Heidelberg: Springer. https://doi.org/10.1007/978-3-642-05272-9_3.

Reiber, K. (2006). Kompetenz als Leitkategorie für die Qualität beruflicher Bildung. *Bundesinstitut für berufliche Bildung (BiBB)- Berufsbildung in Wissenschaft und Praxis (BWP), 6*, 20–23.

Renfrew, M.J., McFadden, M.J. & Bastos, M.H. (2014). Midwifery and quality care: findings from a new evidence-informed framework for maternal and newborn care. *Lancet, 384*(9948), 1129–1145. https://doi.org/10.1016/S0140-6736(14)60789-3.

Rhemtulla, M., Brosseau-Liard, P. & Savalei, V. (2012). When Can Categorical Variables Be Treated as Continuous? A Comparison of Robust Continuous and Categorical SEM Estimation Methods Under Suboptimal Conditions. *Psychological Methods, 17*(3), 354–373. https://doi.org/10.1037/a0029315.

Schönhardt, S., Plappert, C., Graf, J. & Abele, H. (2020). Neuordnung der Hebammenausbildung. *Frauenheilkunde up2date, 14*(3), 211–223. https://doi.org/10.1055/a-1063-4333.

Schuler Braunschweig, P. (2006). *Selbst- und Fremdbeurteilung überfachlicher Kompetenzen bei jungen Erwachsenen* (Dissertation, Doktor phiolosphiae, S. 35–40). Zürich: Philosophische Fakultät, Universität Zürich.

Sommer, J., Hepprich, S. & Tegethoff, D. (2013). *Kompetenzentwicklung in der Hebammenausbildung – zwei Studien*. Working Paper No. 13–01 der Unit Gesundheitswissenschaften und ihre Didaktik (S. 1–104).

Spriestersbach, A., Röhrig, B., du Prel, J.B., Gerhold-Ay, A. & Blettner, M. (2009). Deskriptive Statistik. *Deutsches Ärzteblatt International, 106*(36), 578–583. https://doi.org/10.3238/arztebl.2009.0578

Statistisches Bundesamt (2016). *Statistik und Wissenschaft* (6. überarbeitete Auflage, Band 17, S. 1–133). Wiesbaden: DM Arbeitskreis Deutscher Markt- und Sozialforschungsinstitute e. V., Arbeitsgemeinschaft Sozialwissenschaftlicher Institute e. V. (ASI), Statistisches Bundesamt.

Statistisches Bundesamt (2020). *Ausstattung privater Haushalte mit Internetzugang und Breitbandanschluss im Zeitvergleich*. Zugriff am 01.06.2022. Verfügbar unter https://www.destatis.de/DE/Themen/Gesellschaft-Umwelt/Einkommen-Konsum-Lebensbedingungen/Ausstattung-Gebrauchsgueter/Tabellen/zeitvergleich-ausstattung-ikt.html;jsessionid=27E0D6E0F1205D833ECE71A20BE10B11.live741.

Universität Tübingen (2020). *Modulhandbuch Hebammenwissenschaft Bachelor of Science (B.Sc.) und Berufszulassung zur Hebamme* (dual-primärqualifizierend) (S. 1–87). Tübingen: Medizinische Fakultät, Campus für Gesundheitswissenschaften, Institut für Gesundheitswissenschaften, Abteilung für Hebammenwissenschaft.

Universität Tübingen (2021). *Modulhandbuch Hebammenwissenschaft und Frauengesundheit Master of Science (M.Sc.)* (S. 1–37). Tübingen: Medizinische Fakultät, Campus für Gesundheitswissenschaften, Institut für Gesundheitswissenschaften, Abteilung Hebammenwissenschaft.

Universität Tübingen (2022). *Akademisierung der beruflichen Bildung – Begrifflichkeiten.* Zugriff am 01.06.2022. Verfügbar unter https://uni-tuebingen.de/lehrende/studiengangs planung-und-entwicklung/themen/akademisierung-der-beruflichen-bildung/.

Walzik, S. (o.J.). *Kompetenzorientiertes Prüfen* (S. 3 ff.). Bochum: Ruhr Universität Bochum.

Weinert, F. (2001). Concept of competences: A conceptual clarification. In D.S. Rychen & L.H. Salgnik (Hrsg.), *Defining and selecting key competencies* (S. 45–65). Göttingen: Hogrefe.

Weinert, F. (2002). Vergleichende Leistungsmessung in Schulen – eine umstrittene Selbstverständlichkeit. In F. Weinert (Hrsg.), *Leistungsmessungen in Schulen* (2., unveränderte Auflage, S. 27 f.). Weinheim und Basel: Beltz Verlag.

World Health Organization, WHO (2011). Module 4: Competencies for midwifery practice. In World Health Organization (Hrsg.), *Strengthening Midwifery Toolkit* (S. 5–14).

Willis, G. & Lessler, J. (1999). *Quesion Appraisal System QAS-99* (S. 1–86). Atlanta: Research Triangle Institute.

Wirtz, M.A. (2016). Querschnittuntersuchung. In M.A. Wirtz (Hrsg.): *Dorsch Lexikon der Psychologie.* Bern: Hogrefe. Verfügbar unter https://dorsch.hogrefe.com/stichwort/que rschnittuntersuchung.

Wirtz, M.A. (2019a). Evidenzbasierung. In M.A. Wirtz (Hrsg.): *Dorsch Lexikon der Psychologie.* Bern: Hogrefe. Verfügbar unter https://dorsch.hogrefe.com/stichwort/evidenzbasie rung.

Wirtz, M.A. (2019b). Tendenz zur Mitte. In M.A. Wirtz (Hrsg.): *Dorsch Lexikon der Psychologie.* Bern: Hogrefe. Verfügbar unter https://dorsch.hogrefe.com/stichwort/tendenz-zur-mitte.

Wirtz, M.A. (2020a). Gauß'sche Kurve. In M.A. Wirtz (Hrsg.): *Dorsch Lexikon der Psychologie.* Bern: Hogrefe. Verfügbar unter https://dorsch.hogrefe.com/stichwort/gausssche-kurve.

Wirtz, M.A. (2020b). T-Test. In M.A. Wirtz (Hrsg.): *Dorsch Lexikon der Psychologie.* Bern: Hogrefe. Verfügbar unter https://dorsch.hogrefe.com/stichwort/t-test.

Wirtz, M.A. (2021a). Itemanalyse. In M.A. Wirtz (Hrsg.): *Dorsch Lexikon der Psychologie.* Bern: Hogrefe. Verfügbar unter https://dorsch.hogrefe.com/stichwort/itemanalyse.

Wirtz, M.A. (2021b). Kompetenz. In M.A. Wirtz (Hrsg.): *Dorsch Lexikon der Psychologie.* Bern: Hogrefe. Verfügbar unter https://dorsch.hogrefe.com/stichwort/kompetenz.

Wirtz, M.A. (2021c). Kompetenzmodelle. In M.A. Wirtz (Hrsg.): *Dorsch Lexikon der Psychologie.* Bern: Hogrefe. Verfügbar unter https://dorsch.hogrefe.com/stichwort/kompet enzmodelle.

Wirtz, M.A. (2021d). Konstrukt. In M.A. Wirtz (Hrsg.): *Dorsch Lexikon der Psychologie.* Bern: Hogrefe. Verfügbar unter https://dorsch.hogrefe.com/stichwort/konstrukt.

Wirtz, M.A. (2021e). Testkonstruktion. In M.A. Wirtz (Hrsg.): *Dorsch Lexikon der Psychologie*. Bern: Hogrefe. Verfügbar unter https://dorsch.hogrefe.com/stichwort/testkonstruktion.

Wirtz, M.A. (2021 f). Validität, externe. In M.A. Wirtz (Hrsg.): *Dorsch Lexikon der Psychologie*. Bern: Hogrefe. Verfügbar unter https://dorsch.hogrefe.com/stichwort/validitaet-externe.

Wirtz, M.A. (2021g). Variable, latente. In M.A. Wirtz (Hrsg.): *Dorsch Lexikon der Psychologie*. Bern: Hogrefe. Verfügbar unter https://dorsch.hogrefe.com/stichwort/Variable, latente.

Wirtz, M.A. (2022). Publication Bias. In M.A. Wirtz (Hrsg.): *Dorsch Lexikon der Psychologie*. Bern: Hogrefe. Verfügbar unter https://dorsch.hogrefe.com/stichwort/publicationbias.

Worth, J. (2009). *Farewell to the East End* (S. 214). London: Phoenix.

Printed in the United States
by Baker & Taylor Publisher Services

Printed in the United States
by Baker & Taylor Publisher Services